享瘦30

瘦身狂想曲

張沛心◎著

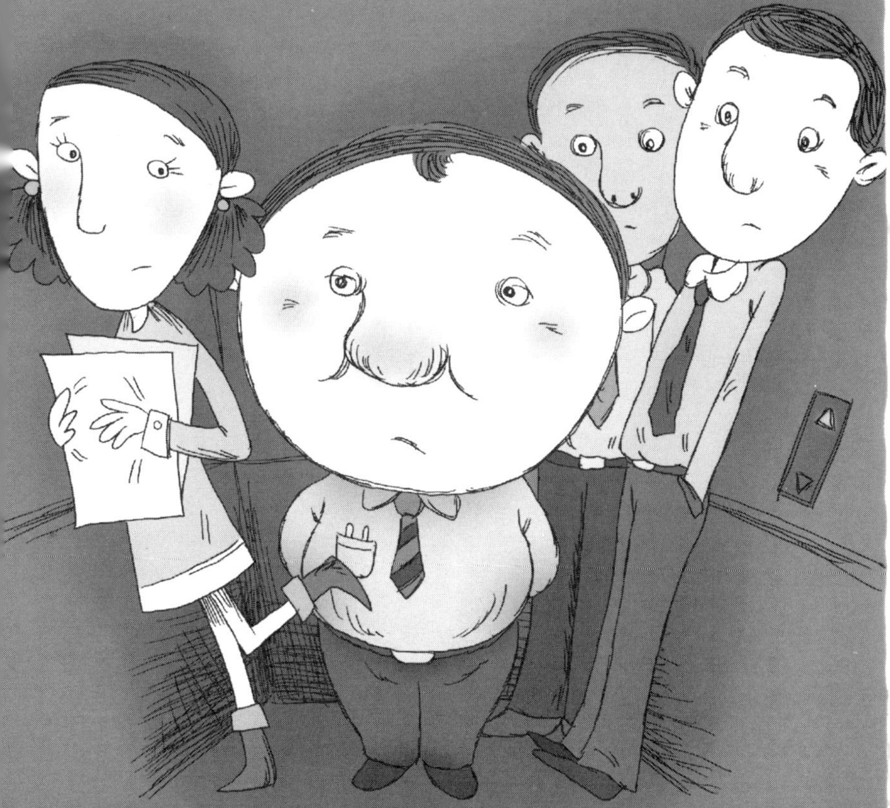

享瘦 30－瘦身狂想曲

作　　者：張沛心
出 版 者：葉子出版股份有限公司
發 行 人：宋宏智
主　　編：范維君
行銷企劃：汪君瑜
執行編輯：洪崇耀
印　　務：許鈞棋
專案業務：潘德育
地　　址：台北市新生南路三段 88 號 7 樓之 3
電　　話：(02) 2366-0309　　　　　傳真：(02) 2366-0310
讀者服務信箱：service@ycrc.com.tw
網　址：www.ycrc.com.tw
郵撥帳號：19735365　　　　　戶名：葉忠賢
印刷：鼎易印刷事業事業股份有限公司
法律顧問：煦日南風律師事務所
初版一刷：2005 年 5 月　　　　　新台幣：180 元
ISBN：986-7609-65-4

國家圖書館出版品預行編目資料

享瘦 30 ： 瘦身狂想曲 / 張沛心作. -- 初版. -
臺北市 ： 葉子, 2005[民 94]
面 ；　公分. -- (三色堇)
ISBN 986-7609-65-4(平裝)
1. 減肥
411.35　　　　　94006158

總　經　銷：揚智文化事業股份有限公司
地　　　址：台北市新生南路三段 88 號 5 樓之 6
電　　　話：(02)2366-0309
傳　　　真：(02)2366-0310

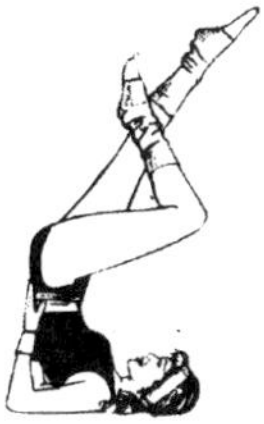

想減肥，就減吧！

現代人談「肥」色變。隨著經濟景氣的下滑，人們的荷包是越來越扁，可是想減肥的人卻越來越多。減肥不再是大胖子的專利，減肥的理由也可以是千百種。不論你是眞的太胖，在夏天見光死，或是被別人嫌你太難看、有乍看之下很胖的錯誤印象；還是只爲了搏取親密愛侶的歡心，或爲了證明自己本來就不胖，或是故意要把胖子氣死，……反正，只要你想減肥，就去減吧！

文章分成「我要」和「我不要」兩部分，各十五篇，蒐集了三十則減肥的理由，每一個理由都是一篇篇想減肥的人的心聲。

減肥，在全世界已經成爲一項全民運動。很胖的人本來就應該要減肥；不胖的人，爲了避免將來的萬一，最好及早來爲減肥做規劃，譬如：少吃油膩重口味的食物、多運動啦等等。人過肥就會自覺醜陋，婚姻、感情、交友等人際關係方面，也就會不自覺地產生影響。本書提供一些強心針給那些深受肥胖影響的讀者們，祈願每一位想瘦的人都是帥哥、美女；如果讀者諸君想減肥請切記：

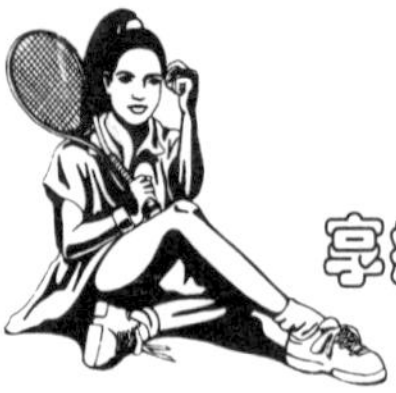

享瘦30
——瘦身狂想曲

1.吃飽飯以後，千萬別坐著看電視。站起來走十五分鐘，消化堆積在腹部的食物，可以避免中廣、梨型身材的產生。

2.人體的新陳代謝是白天快晚上慢，所以將飲食習慣調整爲白天吃得多、吃得好，晚上則吃得少。要吃大魚大肉，拜託不要選擇在晚上。

3.切記睡前兩小時不要吃宵夜，睡覺時人體的活動量降到最低，飽腹一頓之後立刻躺在來睡覺，很容易成爲「大腹翁」、「大腹婆」的。

4.吃東西時細嚼慢嚥，可以滿足口慾，順便降低食慾。

5.多喝白開水，代替其他飲料。白開水是無脂無糖無熱量的飲料。一般人常喝的咖啡、啤酒，其熱量太高。研究指出，每天喝一杯375cc的咖啡或啤酒，一年後體重將增加六公斤，不可不愼。

減肥，須要有動力。希望以下的理由，能夠成爲讀者減肥的動力。

張沛心

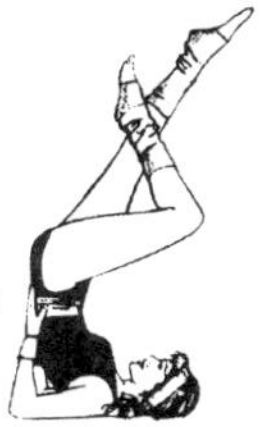

目錄

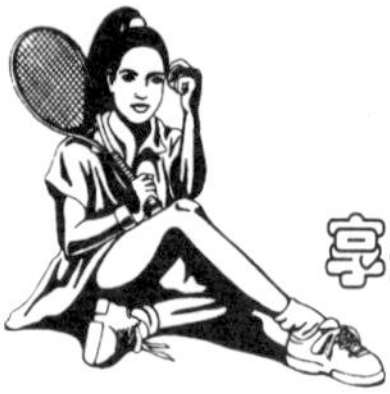

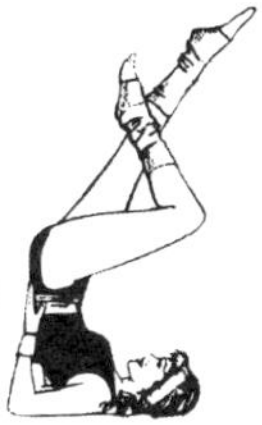

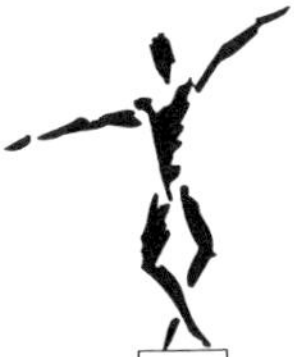

理由一　我要看起來更美麗

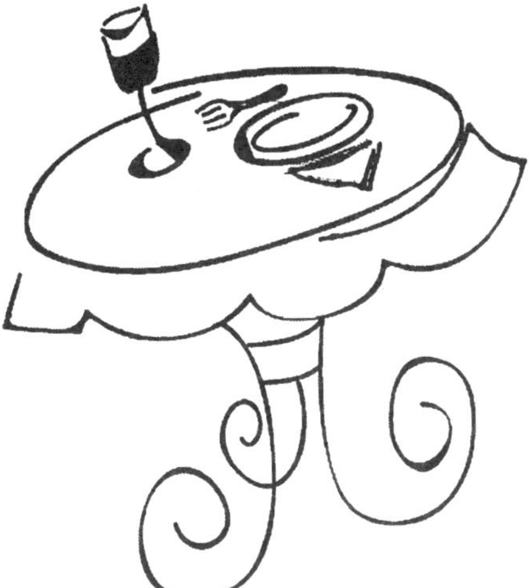

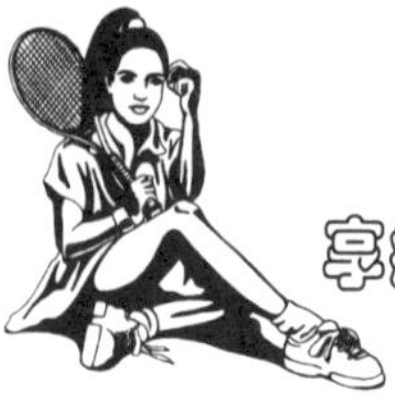

享瘦30

——瘦身狂想曲

小芬是我們四個姐妹淘裡頭，長相最好看的一個；擁有原住民血統的她，生得一副深邃的五官，加上微胖的臉型，配上阿美族白皙的皮膚，可愛極了。身材嘛～普普通通，一百六十公分，五十六公斤，依照時下的標準（比照目前當紅的偶像明星，以及減肥中心提供的標準身材資料表），則稍嫌過胖了些。如果要具體形容她的身材，我覺得日本的電視劇偶像深田恭子倒是很貼切的例子，粗粗的手臂、有點胖的上半身和大腿，反正不是瘦骨如柴型的女孩就對了。因此，她老是吵著自己太胖，應該要減肥，可是減肥又要花錢，她又沒錢，該怎麼辦之類云云的話。小芬這樣的身材，其實也還好，又不算胖，至少是在醫學角度裡的健康標準範圍之內，我們也都不停地勸她，身體健康最重要，爲什麼要去減肥？何況妳又不胖，這樣有一點肉肉又不會有太多肉肉的樣子很好看吶！誰知道小芬立刻回答道：「我就是『連一點肉肉』也不要！」

眞搞不懂，這「一點肉肉」有這麼令人討厭嗎？

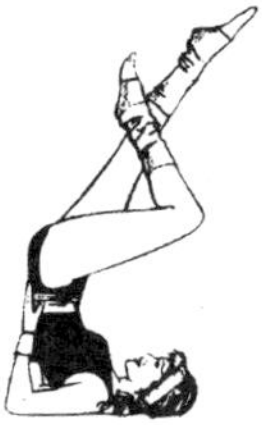

愛漂亮的小芬，寢室裡擺了一面全身照透透的大鏡子。對著鏡子開始嫌自己的身材，是小芬三餐茶餘飯後的例行公事。我們這群姐妹淘三不五時就會看到小芬站在鏡子面前，一會兒說這幾天因爲熬夜，臉上又多冒出幾顆痘痘，有礙觀瞻；一會兒突然驚慌失措地嚷嚷：「我的小腹怎麼變大了！」或是「手臂這麼粗，都不敢穿無袖衣服了啦！」小芬就是不喜歡長得一副微胖的身材，她要的造型，就是要像松隆子、松島菜菜子那種纖細勻稱的模樣。

剛認識小芬的時候，每次看到她站在鏡子前面嫌棄自己的時候，我們幾個都會連番安慰她，一方面大家都覺得她長得很可愛，（身材像深田恭子怎麼會不可愛？）根本不需自怨自艾；一方面也是給她鼓勵，希望她能夠接受自己現在的樣子。（人家深田恭子都可以大方地接受觀衆嫌她手臂太粗的批評，自得其樂地不理會記者對她身材的看法）可是日子久了以後，大家都發現，對自己身材嫌東嫌西，是小芬獨特的性格癖號，於是也就不再理會她了。

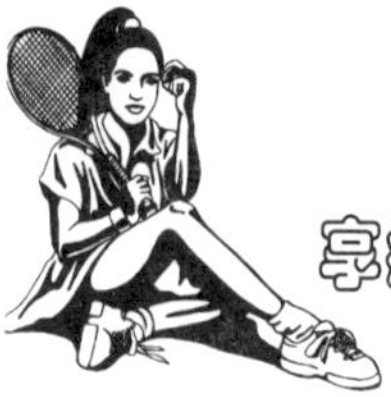

享瘦30
——瘦身狂想曲

某天，我們這群姐妹淘一起去逛街，在一家流行服飾店裡，小芬和另一位顧客同時看上了一件改良式的旗袍，對方小姐的身材正是小芬夢中的標準理想型，她很有自信且快速地換上了這件旗袍，在大鏡子前面展現她的好身材。把我們幾個人都看傻眼了，因爲穿了這件旗袍之後，把對方整個好身材都展露無遺。看到這幅畫面，小芬整個人彷彿受到嚴重的刺激，回去之後，不停地發誓一定要減肥。

在小芬的執意下，她展開了魔鬼式的節食方式：早餐只喝一杯優格，中午只吃一顆蘋果，晚上只吃兩盤燙青菜，並且隨時喝下大量的白開水，一來避免肚子饑腸轆轆，二來代謝體內多餘的雜質。這樣一個月下來，小芬瘦了四公斤。

瘦下來的小芬，整個人看起來秀氣苗條多了。說老實話，我的心裡倒是有些些嫉妒呢！減肥前和減肥後的小芬，整體給我們的感覺，像是兩個不同的人似的。以前的小芬，是屬於可愛型的身材，我們沒事就喜歡捏捏她的臉頰、搓搓她手臂上的肉。現在這些肉

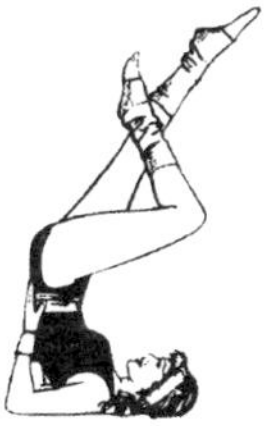

肉都不見了，換成了清秀佳人的外型，正好符合目前社會價值觀的審美標準。減肥，果然讓小芬變得更漂亮了。

小芬對身材審美的觀念是：女人，身上不能留下太多的肉肉，否則會給人老氣沉沉的感覺；要看起來苗條勻稱，動作輕盈、體態靈巧，才是美麗的女人。這個觀念，是她積極減肥、改造自己的動力。而她也成功地讓我們看到她變得更美麗的成果。

比起西方人對身材的要求，我們東方人顯然嚴厲多了。西方的女人，不論年紀多大，身材胖瘦與否，只要具有自信，就是擁有美麗的基本條件。回想一下，美國總統柯林頓性醜聞案中的女主角李溫斯基，不就長得一副豐腴的身材嗎？換成在台灣，體型與李溫斯溫相同的同齡女人（約是大學生的年紀），一定會被稱爲「恐龍」，連自己也嫌太胖！歐美地方的公共場合，如海灘、空曠廣場等地方，總是聚集了許多體態豐腴的女人，攤著一團不算小的肉球，自在地享受溫暖的陽光，或是盡情地大啖霜淇淋。她們無視於旁人

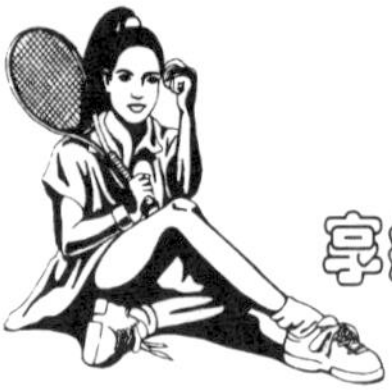

的目光，別人也不會投以異樣的目光。要是在台灣，早就自覺丟臉死了！

目前二十一世紀的時代，減肥風氣越來越興盛，雖然景氣很差，每個人都嫌自己身上的鈔票不夠多，可是永遠不會有人嫌自己身上的肉肉太少。標榜能夠有效減肥的產品越來越多，不管效果如何，永遠具有極佳的市場銷售量，尤其是夏天，只要你身體有拋露在外的部分，就有相應的減肥商品出現。在現代人眼中，「肥胖」是個見光死、見不得人的毒瘤，令大家避之唯恐不及。放眼望去，目前當紅的電視明星，每個都在比瘦，不斷灌輸觀眾一個印象：越是前胸貼後背，越發顯得骨感，而骨感就是美感。像梁詠琪、孫燕姿、蔡依林，整個人平得就像一塊活動式加長型洗衣板。但只要你夠瘦，就符合美感的要求。

二十一世紀是個嚴拒「肥胖」時代，所以，即使妳不胖，也要達到「再瘦一點」，才會更美麗。在這個前提下，各位愛美的人士們，自己加油囉！

理由二　我要心安理得地進美食餐廳

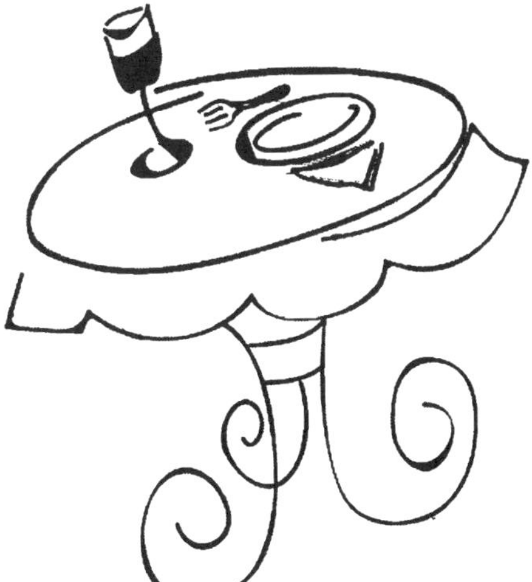

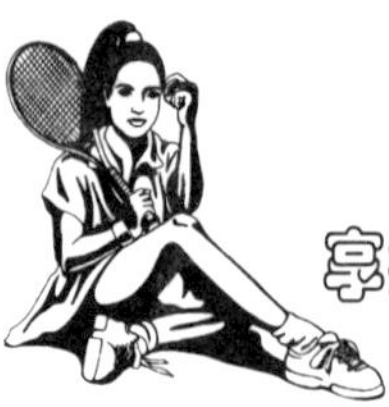

享瘦30

——瘦身狂想曲

個人身體的肥胖，不管是什麼原因所造成，都會被整個社會文化的價值觀誇張成不可饒恕的罪惡。如果叫一個飢腸轆轆的胖子站在美食面前，看著他臉上露出一副「我好想吃」的表情（這是人人都會有的正常反應），一般人的第一個反應肯定是：都這麼胖了還這麼貪吃！彷彿要告訴他說：「你必須立刻住嘴。」怎麼？是關心胖子的身體健康，還是怕食物被吃光光？不要忘了，胖子也需要吃東西呀！吃的問題，眞是苦了胖子。

身爲胖子一族的阿妹，遇到人生的基本大事——民以食爲天的問題，就有滿腹委曲，有口難言。這怎麼說呢？

每次阿弟仔在外頭與朋友聚餐，手中的筷子正準備將食物送進嘴巴裡的時候，死黨們就說：「阿弟仔！你要節制，別吃太多！」「記得多留一點給別人用，不要全部吃光光！」聽到這些玩笑話，總是令阿弟仔大好的胃口失去了一半。

想起小時候和家人吃飯的情形，也是令阿弟仔不

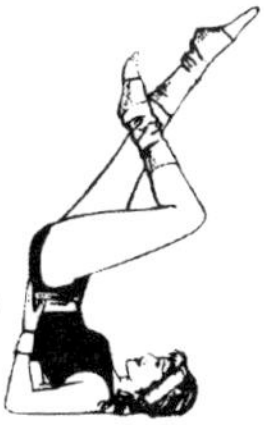

知該怎麼解釋才好。小時候的阿弟仔，因為常常生病，經常要打營養針，所以正餐常常吃不下，爸爸看到兒子飯菜吃得少，居然會當著全家人的面前說：「阿弟仔，別假了，想吃就儘量吃。你那麼胖，我就不信你吃不下！」爸爸這句話，好像故意告訴他，在家裡沒什麼好裝的，看到想吃的東西就儘量吃，不要裝出一副假正經的樣子。真是令阿弟仔哭笑不得，不知該如何辯解。爸爸總是對阿弟仔說：「我就看你明明餓得不得了（在大人眼中，胖小孩代表很能吃），還故意裝出一臉『我吃不下』的樣子，實在太不給爸媽面子了。」

似乎在旁人眼中，胖子根本不可能會出現「我吃不下」的反應。不但如此，一般人還有個錯誤的觀念，就是「只要是胖子，一定很會吃」。為什麼會這樣咧？這個偏見還真是曲解了胖子。

記得大學一年級的上學期，有一回系上舉辦大胃王比賽，男女分組。當時同學們之間還不太熟，全班36位男同學中，就屬阿妹最胖，於是阿弟仔就這樣莫名其妙被推派為他們甲班男子組的代表。比賽當天，

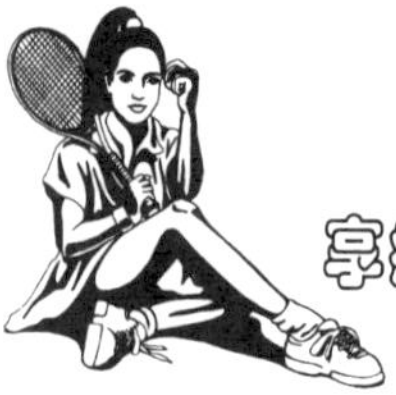

享瘦30
——瘦身狂想曲

本來食量就不大的阿弟仔，活生生地硬是塞了難以下嚥的壽司，只好不停地灌水，灌水的結果只會令肚子越漲越大，令他苦不堪言。而同學又在旁大聲加油吆喝，爲了不讓班上丟臉，阿弟仔只好硬著頭皮將壽司往肚子裡吞，一方面則在心裡直抱怨：比賽怎麼還不結束？

終於，吃得非常痛苦的阿弟仔實在忍不住了，心想：我不要再讓肚子受折磨了！

於是，他舉手宣布放棄這場比賽。這樣的結局，不但讓甲班的男子組顏面無光，還讓阿弟仔不斷地被同學嘲笑：「胖子是當假的喔？眞是中看不中用！」

阿弟仔眞搞不懂，爲什麼別人都認爲胖子一定很會吃，不會吃就枉費身爲胖子。

身爲胖子，可眞是難爲，吃得太多會被人嫌，食量不大人家也嫌。可是也有不少瘦子的食量非常驚人，爲什麼就不會遭他人嫌棄？眞是不公平。

雖然阿弟仔是個食量不大的胖子，但他心中有個幻想，就是很希望有一天能夠心安理得地走進美食餐

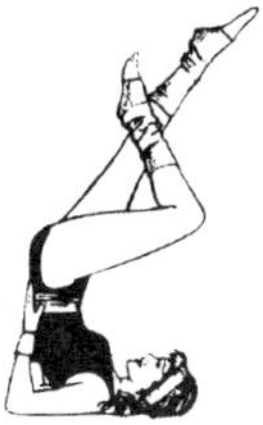

廳，坐下來享受溫馨的氣氛和爽口美味的食物。不會因為身材的關係，遭到旁人異樣的眼光。阿弟仔常常在想，如果自己是個身型修長的男子，想吃多少美食，旁人都不會有異議，因為身材的本錢好，吃多少都不會產生「發胖」的顧慮。吃得少，朋友覺得理所當然，因為你本來就瘦，食量不大是應該的；吃得多，則會引來大家羨慕的眼光，認為你很有口福。可是身為胖子，不管你的食量大不大，別人都會覺得，你已經沒有本錢再去美食餐廳消費了。

早在幾千年前，孔老夫子就說過，填飽肚子和想要愛愛的欲望，是人的本性。現代人這兩項根本的欲望基本上已經不虞匱乏，於是就開始玩新花招，開創新意。對吃而言，現代人追求的是如何吃得精緻、吃得健康、吃出新鮮、吃出好口感，所以每個人都有自行選擇應該如何吃、該吃什麼好、想要吃什麼的自由。可是問題來了，有「選擇吃的自由」的人，通常指的是身材一般的普通人。而胖子呢，大家總會一致認為：你已經太

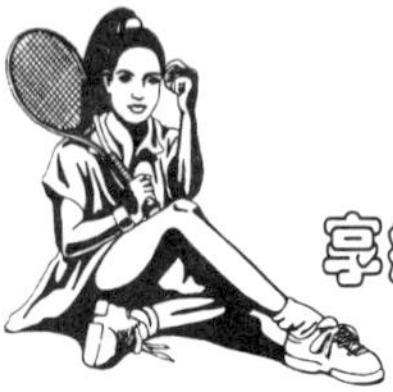

胖了，不需要再吃了，喝白開水就好！

身為胖子的悲哀，就是胖子不見得比瘦子會吃（當然也有那種很會吃、因為好吃而發胖的胖子，這種人會被社會文化視為自甘墮落無藥可救）。很多胖子是因為體質的關係，胃腸吸收能力特別好，才吃一點點，就百分之百吸收了。所以，我們不能錯誤地將「胖子」和「很會吃」劃上等號。總之，胖子是吃得多也不是，吃得少更不是。不被人瞭解的情形，實在很辛苦！

建議所有胃腸吸收率高達百分之百的胖子，要改變你們的身材，就得改變你們的飲食習慣。儘量選擇高纖維的蔬菜水果進食，代替大魚大肉。也許有人會抗議：「這無非是叫我吃素？我做不到！」如果你實在很想吃肉的話，營養師建議民眾記住一句口訣：「兩隻腳的比四隻腳的好，沒有腳的比有腳的好。沒有臉的比有臉的好。」換句話說就是，如果想吃肉的話，貝類的海鮮是最好的選擇。

減肥成功，就能心安理得地走進美食餐廳，不必怕人指指點點了。

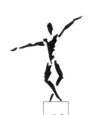

理由三　我要挽回老公的心

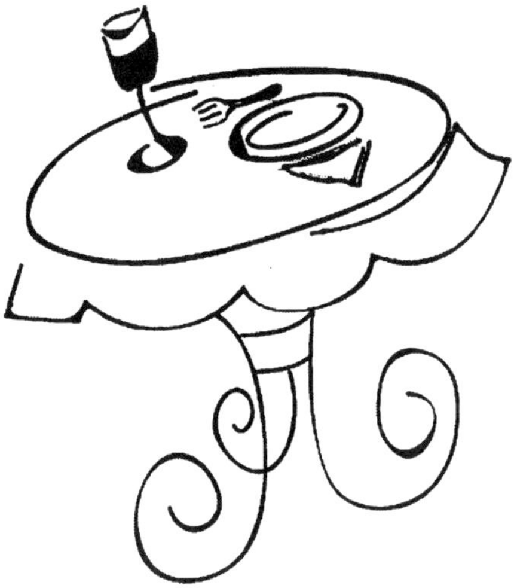

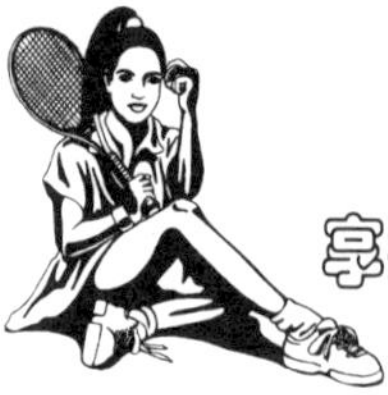

享瘦30

——瘦身狂想曲

「林小姐，這是妳老公在外面和別的女人開房間的照片，請妳仔細看！」

看到這些腥辣不堪入目的照片，美美不禁又氣憤又心痛。

想不到阿明才回台灣沒多久，就又在外面搞了一隻狐狸精。

美美與阿明從大學時代開始認識、交往，最後結婚，一路走來，已經過了十五個年頭。大學時代的美美，長得清秀可人，身材高眺勻稱，外型雖然不能用亮麗來形容，但也足以吸引不少異性的目光。自從婚後生下第一個寶寶時，因爲擔心坐月子期間吃得太營養會讓身材走樣，所以補品吃得極少，但是她的身體狀況卻因此變得很差，動不動就感到頭暈目眩。等懷第二胎之後，媽媽、婆婆都對她三令五申，強迫她這次坐月子一定要乖乖依照傳統的步驟來，該吃什麼就吃什麼，該休息就一定要休息。結果，美美在補品吃太多又缺乏運動的情況下，身材像泡過水的饅頭般，發胖了起來。

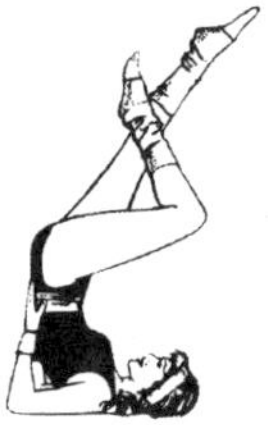

結了婚的女人只要一發胖，看起來就像黃臉婆。如果不及時警覺，依然故我，就會發生老公在外面打野食的危機。男人天生就是視覺型動物，老婆擺在家裡看久了，會心生厭煩，尤其當她的身材像水桶一樣，失去了苗條的曲線，就會連看到都覺得礙眼！

「老公～我覺得你對我的態度和以前不一樣了。」躺在床上，美美委曲地說。

「你們女人怎麼那麼煩？！」阿明不太想回答這個無聊的問題。

「你不再像以前那樣溫柔。」美美試圖找出原因。

「眞是個沒有大腦的女人！妳看妳，人變胖了，頭殼也變成豬腦袋。瞧妳這副歐巴桑的身材，教我帶出去如何見得了人？自已不會先好好反省？！」阿明實在無法忍受美美的身材，而說出內心話。

「老公～你到底是愛我的人，還是愛我的身材？」美美開始睡不著覺。

「我拜託妳能不能留一點空間讓我睡？體積像個七月半的大神豬一樣，整條趴在床上，妳要我睡哪？！」

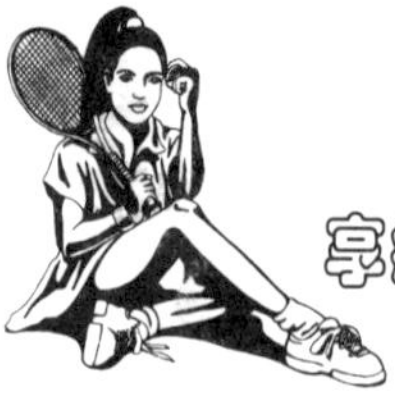

阿明懶得再理她。

「阿明，公司下個月派你到青島接任公關室主任，時間是兩年。希望你能夠儘快將這邊的事情做個總結。」黃經理突然下了這道人事命令。

（去大陸工作——這簡直求之不得的驚喜！聽說那裡的女孩子都很正點，妝扮時髦，個性溫柔，特別懂男人的需求，做起家事也特別勤快，那裡的生活所得也比較便宜，包養一個二奶並不是問題。現在台灣要找得到這種男人心中完美的女人，已經很難囉！）想到家中的黃臉婆，阿明禁不住倒抽一口冷氣。

台商到大陸工作，不論是因離鄉背井而心生寂寞，或者是因眼界大開想要尋求不同的新鮮感受，如果沒有堅強的意志，是很難抗拒得了那裡的鶯鶯燕燕。加上她們總是把台商捧得如同皇帝一般，心細體貼地侍候著，讓他們嚐盡了身爲男人的光采。

男人，眞是生性犯賤的動物！

東北的女人身材普遍高䠷（結婚前的老婆不也是這樣），性格直爽，不是那種一哭二鬧三上吊的小媳婦

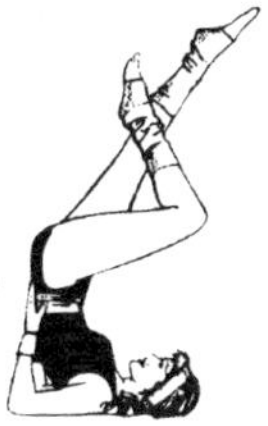

型（不像老婆成天說自己不愛他，聽了都煩）在那方面的表現上尤其積極主動，容易進入狀況（看到老婆挺個肉球般的肚子，怎麼也很難提起欲望）。

流連美色的阿明，打電話回台灣的次數慢慢減少，到最後變成美美打行動過去，出現對方無人應答的狀況。美美早就聽過對岸的女人姿色動人、手腕很厲害的傳聞，只是沒想到老公包二奶的事情會發生在自己身上，而且還不出三個月的時間。

被激怒的美美於是利用各種關係，終於說動黃經理，要阿明提早回來台灣。

回來台灣的阿明，總是很少回家吃晚飯，問他原因，就說是工作太多，要留下來加班，或者是要陪客戶應酬。最近一個月阿明的行蹤更可疑了，常常夜不歸營。美美再也無法忍受阿明這樣異常的舉動，於是暗中派徵信社調查。誰知道不查則已，一查之下，發現老公居然在外面搞狐狸精。原本以爲老公回到台灣，就會乖乖收心，想不到他的心早已不在自已身上。

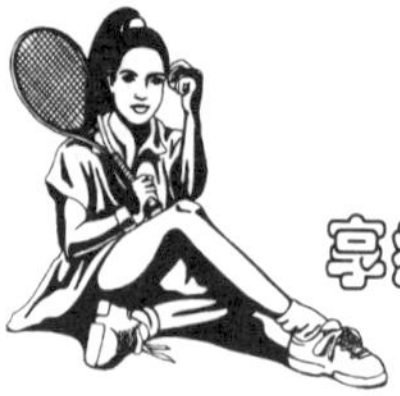

享瘦30

——瘦身狂想曲

在婚姻關係中，夫妻兩人雖然同住一個屋簷、共睡一張床，在法律上要履行夫妻義務，可是若雙方有一人對對方產生了不滿意，嫌棄的那一方即使說出來的理由再爛，被唾棄的那個人除非能夠做出巨大的轉變——轉變到能使嫌棄的那一方被打動而回心轉意，否則因犯賤而變心的人會一直居於上風，這種道理是沒有原則可循的，誰叫紅塵俗世的誘惑太多？

女人，千萬不要天眞的以爲結了婚以後，一切就開始穩定幸福美滿。許多女人，在沒有對象之前，總會細心地裝扮自己，從身材的要求到服裝穿著、化妝技巧，爲的是希望抓住異性的目光，尤其是出現了心儀的對象的時候。可是結了婚以後，隨著柴米油鹽醬醋茶的忙碌生活，展開了一成不變的日子，本來清秀可人或性感妖媚的模樣，沒出幾年就變成俗不可耐的歐巴桑，不要怪枕邊人看了倒盡胃口，自己先拿出鏡子來照照看吧，包準妳也會被自己現在的樣子嚇一大跳！奉勸各位一天到晚疑神疑鬼、懷疑老公有外遇、又不肯仔細照照鏡子，看看自己現在這副醜樣子的歐

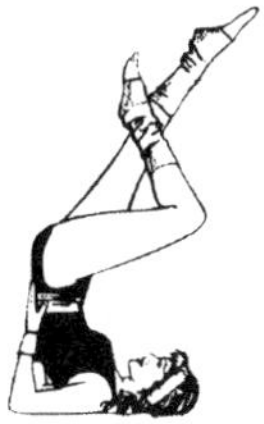

巴桑，妳們也不需要花錢去請徵信社，暗中調查自己的老公是不是在外頭偷腥了。省下這筆錢，用來好好減肥、改造自己一番，把自己弄得漂漂亮亮的，等身材恢復之後，女人的自信心就會回來了。到時候，不僅好色的另一半回到妳身邊，身邊更會多了無數雙欣賞的眼光，相信對女人來說，那種滋味將是多麼地甘甜。

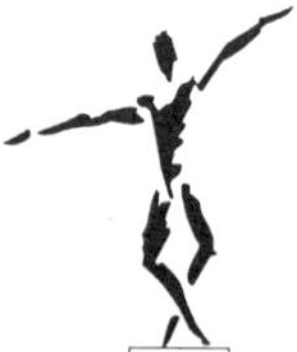

理由四　我要以身作則

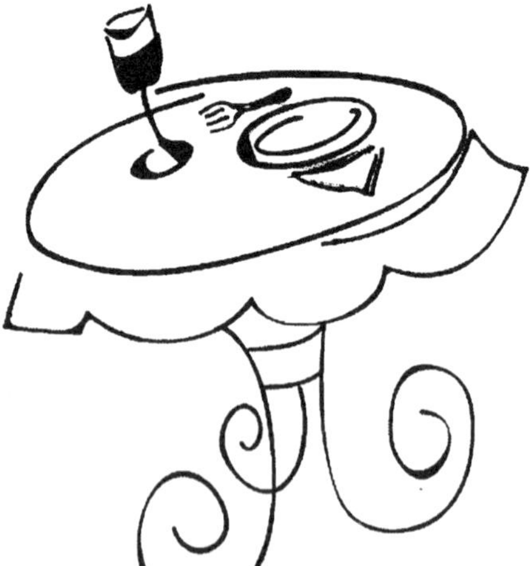

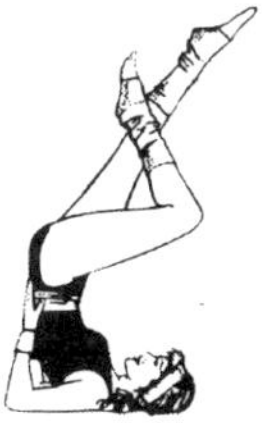

二十九歲已婚的阿芳，職業是名國小老師，教的是低年級的小朋友。

別以爲國小一、二年級的小孩子什麼都不懂，隨便哄哄就行了。錯！現在的小朋友可精明挑剔得很。或許是受到電視文化的刺激，小小年紀的他們，居然會對老師們的穿著打扮相互比較一番，越懂得裝扮、經常更換衣著款式的老師，代表個性越活潑有勁，連帶地在教學上越能夠吸引學生的注意力，越容易獲得學生的喜愛。

偏偏阿芳就不屬於這種類型。從兩年前生完頭一胎baby之後，身材就走樣了。本來就不重視外表的阿芳，每天都是一套休閒服、一雙涼鞋到學校上課，身林發胖以後，這樣的打扮，對三十歲不到的她而言，看起來就像個五、六十歲的歐巴桑，一點年輕人的朝氣都沒有。

有一天，班上有幾個小朋友忽然對阿芳說：「老師，妳好胖喔！」「人家隔壁班的王老師每天都穿得漂漂亮亮的，害我們都不敢承認妳是我們的老師！」

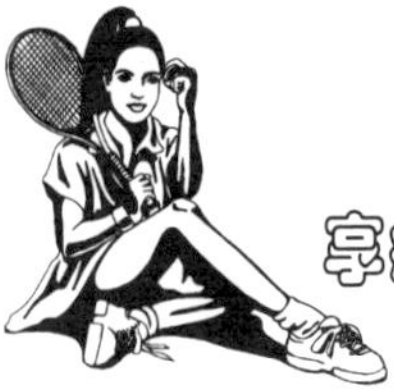

享瘦30

——瘦身狂想曲

「你們喔！不想唸書就不要亂扯東扯西。上課不上課，幹嘛去注意老師穿什麼衣服？」阿芳覺得這些小孩滿腦五四三的想法，就是不肯好好學習。「你們是學生耶！學生應該怎麼樣？就是要用功唸書哇！」阿芳回答小朋友的話。

「可是老師妳每天都穿成這樣，叫我們怎麼專心唸書？」「老師妳穿得這麼醜，站在講台上，我們都不想看到妳。下次妳要穿得美美的，我們才有辦法專心看妳上課呀！」

聽了這群小鬼頭的話，阿芳實在不知道該如何回答才好。現在的小朋友，眞是人鬼大，對老師的要求越來越多。現在的老師還可眞難當啊！話說回來，阿芳看著自己班上的小朋友，有件事情不免同時令她擔憂了起來，那就是，全班32位同學中，大象、河馬型身材的小胖哥小胖妹越來越多。再看看他們所吃的食物，不是多糖分的可樂、奶茶，就是熱量和脂肪很高的炸雞、薯條、洋芋片。更糟的是，小朋友多半都具有排斥吃蔬菜水果的嚴重偏食症狀，加上他們從小生

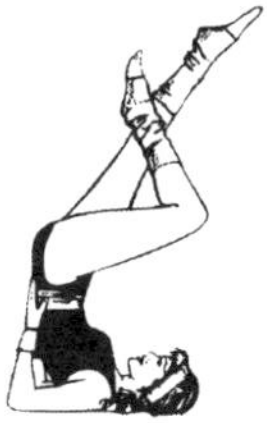

長在空間狹小的都市叢林，缺乏充足的運動環境，造成這群外表肥胖的小朋友，個個都成了重看不重用的飼料雞。帶他們做戶外教學，稍微走得久一點，就有人臉色蒼白，快要暈倒；還有人直喊兩腿好酸，走都走不動，有的人還吵著要老師背（眞是難爲了老師，不但要管理秩序，身後還要背個三十幾公斤的小胖子）。

「眞恐怖！這就是我們國家未來的棟樑！萬一將來敵人打過來，就只有等著投降的份！」想到眼前這群新新世代的小朋友們，阿芳心裡不禁感慨了起來。總不能讓每株國家的幼苗都不堪一擊吧！突然間，阿芳覺得唯有徹底減肥，才能改善小朋友體弱多病的現象。頓時，減肥被賦予了關乎國家未來主人翁是否能夠「鼎天立地」的重責大任。

可是要如何讓這些人小鬼大的蘿蔔頭改掉不良的飲食習慣、成爲身強體壯的小尖兵呢？用說教的方式肯定他們是聽不下去，因爲連老師本人都很胖了，說不定還會引來更大的怨言和反彈，收不到任何效果。

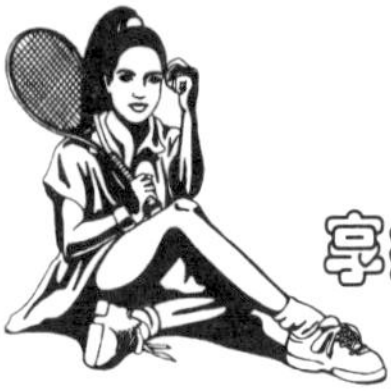

既然是爲人師表，唯有以身作則，才能說服小朋友參與減肥大作戰，同時也能達到小朋友的要求——改變衣著打扮、變化新造型、吸引小朋友上課的目光。

作了決定之後，阿芳每天跑操場一小時，三餐吃清淡的食物，拒絕任何零食飲料。三個月後，阿芳的身材有了明顯的改善，原本凸出的「大腹」已經變成S號的「小腹」，粗壯的四肢也變苗條了。這樣一來，穿衣服的限制就變寬了，不用再是那一套「永遠的休閒服」。

現在的學生，不管年紀是大、是小，都會將講台上的老師，當成吸引觀衆的表演者，老師在台上的表現，除了教學內容必須生動有趣、富有內容以外，穿著也是個很重要的問題，畢竟老師必須面對許多台下的觀衆，因此老師的穿著打扮，會直接影響學生上課的心情，間接影響老師教學的品質。如果找來兩位教學口碑都不錯的老師，分別來給學生上課。一位老師打扮得老氣橫秋，另一位老師則穿著活潑，相信學生

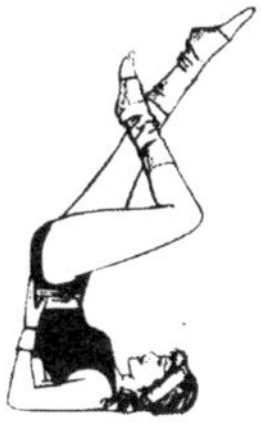

在學習的心情上，一定有不同的反應。穿著活潑的老師，會帶給學生新鮮有趣的期待，產生快樂學習的效果。如果每天都是那一百零一副打扮，缺乏變化的新鮮感，自然學生就會心生厭煩，把上課當成是一件枯燥無聊的例行公事。

以身作則的效果居然比預期的大多了，小朋友看到阿芳老師的身材變好、服裝的穿著也有多種變化，不但上課更有精神，也會注意外型上變瘦之後所帶來的附加效果——身體更健康、看起來更容光煥發、不容易想疲勞、可以穿更多好看的衣服。他們反而主動說要減肥，讓自己變得更有朝氣、有活力。也因爲這樣，阿芳的減肥行動，更在無意中帶動了更多班級，甚至擴展到全校師生的運動減肥熱潮。看來，以身作則的方式一直持續下去，受到影響而改善的，不但是肥胖者本人，更是這所學校每個人共同的福氣。

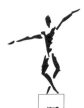

理由五　我要利用減肥賺小錢

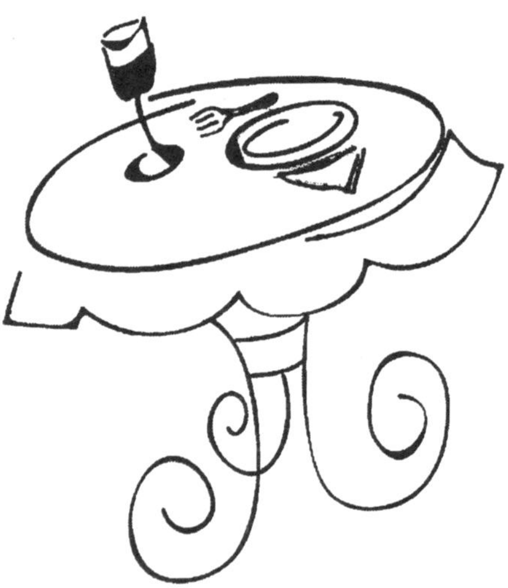

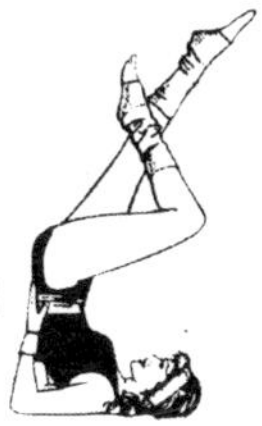

這年頭景氣是越來越差、時機是越來越糟了，工廠收的收、搬的搬；大企業、私人公司突然裁員、減薪，弄得員工人心惶惶，深怕下一個被資遣的就是自已。失業率不斷攀升，該是應屆畢業的大學生不敢離開校園，想繼續唸個研究所，或者是延畢的理由之一吧！因爲畢業即失業。最可憐的是身負家庭重擔的中年族群，一旦丟了飯碗，全家人的生計都成了問題，舉凡房貸、學費、水電費、買菜錢……，生活上的大小事，都要用錢來換，可是錢要從哪裡擠出來？還有想去逛夜市、百貨公司，買些衣服、小玩意兒的欲望，根本只能當成做做白日夢也就算了。政府的拼經濟政策拼到最後，百姓的民生痛苦指數不減反增，銀行存款的利息不停調降，到現在幾乎等於零，偏偏向銀行借錢的利息又特別高。錢幣的價值越來越低，可是沒有它又不行。日子到底應該怎麼過下去呢？

現年二十歲的美玲非常清楚目前低靡的時局環境，雖然她的家境還不致於到向政府申請失業補助的地步，可是爸爸已經退休，媽媽又是家庭主婦，還有

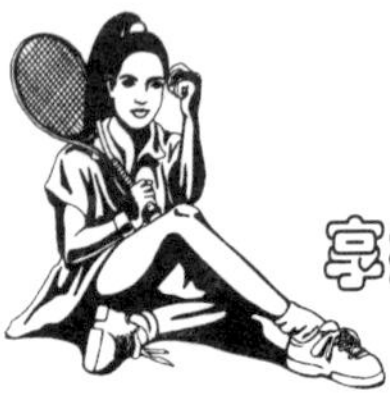

弟弟妹妹，三個孩子都在唸書，如果不及早做些打算，光憑爸爸微薄的退休金，家裡遲早會坐吃山空的。於是，美玲想到了一個最原始的辦法——憑自己的身體去賺錢。喔！可不要想歪了，這可是光明正大又對自己的健康有好處的賺錢方法喔。就是利用減肥來賺錢啦！

美玲認為，到速食店當工讀生，一小時才六、七十塊，如果一天做五小時，天天報到，一個月下來，連一萬塊都不到，不但買不了什麼好東西，又存不了錢，付出的勞力與時間和工資也不成比例。到加油站打工，那裡的待遇雖然比較高，但必須得忍受有毒氣的苯，賺到了銀子，賠掉了健康，美玲還是覺得划不來。

所以囉！最佳、最有意義的賺錢方法，就是要以既不傷身又能賺大錢為原則。

美玲會這樣打算，不是沒有道理的。美玲的身材比一般女孩胖，一百五十七公分，六十四公斤，是學校男生私下傳說中的恐龍；和同儕相比，她總是非常

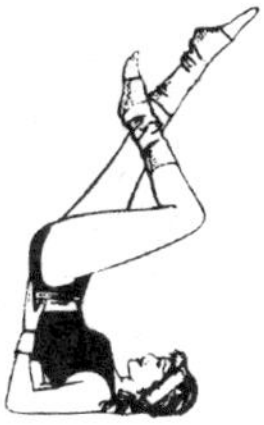

自卑。想減肥的念頭在美玲心底埋藏已久，但是真正有效的減肥必須花費大筆銀子，並非美玲目前的生活所負擔得起，美玲深切的消瘦渴望思索到最後，讓她想出了一個反制其道的實踐方法——利用減肥兼賺錢的招術。

由於景氣太差，加上同行競爭的緣故，健身業者招攬顧客的方式，已經到了無所不用其極的地步。鑑於許多上門減重的客人，花了大筆銀子，卻沒有達到減肥塑身的效果，業者於是推出「減輕一公斤送一萬元」的方案，一來鼓勵、增加客人的信心與毅力，二來可提高知名度，提升業績。

美玲的目標是達到四十八公斤的窈窕身材，如果能夠成功減肥十二公斤，就可以賺到十二萬元的生活費，夠美玲使用好久了。但是還得扣除上健身機構所花費的課程費用、瘦身產品、上健身房使用的器材費用等開支，東減西扣下來，就去掉了三分之二的價錢。可是仔細想想，如果眉頭一皺、心一橫、咬一咬牙關，要減掉12公斤，應該不困難，只要具有超猛的

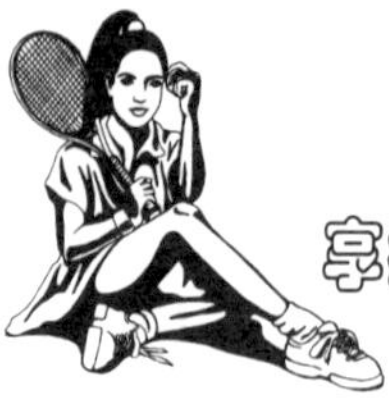

信心與堅強的意志力，相信一定會成功！

就這樣，美玲進了瘦身中心，爲了一圓窈窕的夢想，同時也可以幫瘦身機構打活廣告。當瘦身機構的苗條特惠方案又多了一個成功的例子，那可眞是業者和消費者雙方的福氣！萬一以後有個什麼閃失，例如像包翠英一樣，因爲生病產生不幸復胖的後遺症，重回瘦身中心減肥，還可因爲是「榮譽會員」的身分，享受比新會員更優惠的待遇，說不定還可以再次當上促銷大方送的女主角，快樂地把銀子賺到自己的口袋裡。

隨著景氣的下滑，將薪水存入銀行的傳統儲蓄方式已經不管用，可是我們又不能老是把銀子放在銀行不去動它，不如把它拿出來動點小小的腦筋。所以，在花錢之前，先想想這筆錢應該如何使用才値得。而許多行業，受到景氣不好的影響，加上同業競爭的壓力與日俱增，爲了求生存，便紛紛祭出許多優惠活動，吸引顧客上門。同行之間的商業行爲越競爭，消

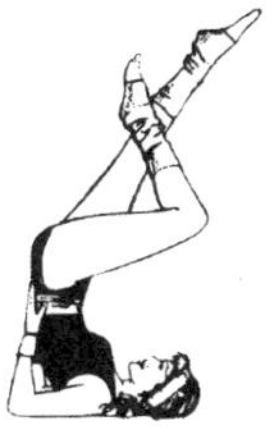

費者撿到的便宜就越多。像美玲這樣又沒錢、又想要減肥的人，知道減肥的開銷很大，懂得去掌握時機，利用商業活動促銷的方法，將口袋裡掏出去的銀子給倒賺回來，不但完成了瘦身的夢想，荷包裡又多了一筆小錢。何樂不爲呢？

但是，很重要的一點務必要做到，那就是，瘦身中心祭出的優惠活動，例如體重只要達到某個數字就可以退費，或是登門來減肥的顧客，參加瘦身課程最後的結果，只要能夠穿得下本店所準備的衣服，就給獎金多少錢等等，就其實是看準了消費者難以達到的目標。因爲在減肥過程中，剛開始實施的初期，體重數字下降，並不是一件困難的事，等過了幾個星期，體重下降到某一個數字之後，便會出現瓶頸，很難再降得下來。在這個階段，許多人會因爲受到挫折而打退堂鼓，或是信心遭到打擊而放棄理想，最後不了了之。於是，便讓瘦身中心有錢可賺啦！

因此，想要有得減肥又有得拿錢，就必須堅持魔鬼般的毅力與行動力，才能夠成功！

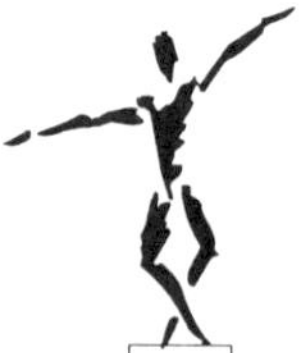

理由六　我要重整「雄」風東山再起

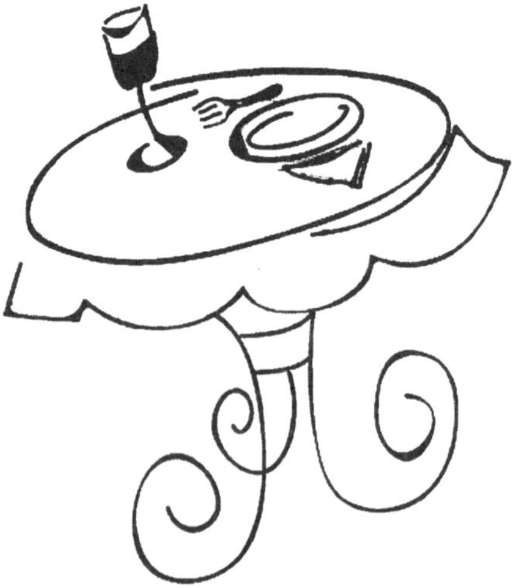

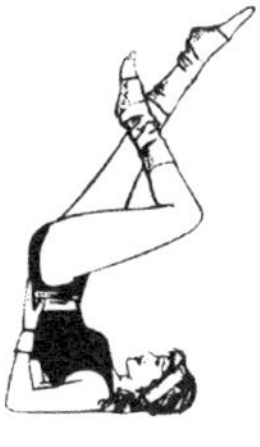

男人聚在一起的場合裡，話題總是脫離不了女人，談到最後總是要比一比自己的那話兒的大小是「一寸法師」，還是「孫悟空的金箍棒」？尺圍是「細竹竿」還是「大神木」？形狀是「于右任」、「蔣中正」，還是「左宗棠」？愛愛是「一夜七次郎」，還是「一次三秒兄」？姿勢是「數十年如一日」，還是「天天都嚐鮮」？總之，除了誇耀自己的社會經濟地位之外，就只有性這碼事，是男人所終其一生追尋的目標。

酒過三巡之後，在這樣熱烈討論的男人話題裡，易歐明總是一個人藉尿急躲到廁所的個人座包廂裡點一根煙抽；有時候，真的想躲都躲不過，就呼嚕呼嚕地含糊帶過了！但這並不代表易歐明有特殊的同志取向，甚至他比其他同年齡的男生更渴望那件事的一再發生，有時候他還會懷疑自己是不是有點給他小小的變態，只是他不習慣或實在不敢把這件事和別人作比較。

其實，和易歐明穿同一條褲子長大甚至是當兵一起上廁所、一起洗澡的那一掛，都知道表面上對什麼事情似乎無所謂的易歐明，從小最在意的就是那和龐

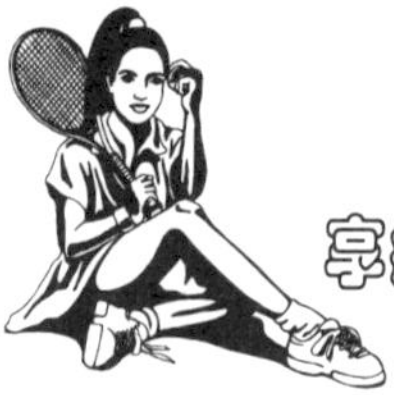

享瘦30
——瘦身狂想曲

大身軀不成比例的小小鳥，不知道哪一天才能揚眉吐氣？話要說到國小時，功課不算太差的易歐明，總是在吃完營養午餐後便乖乖地睡起午覺，而睡完午覺之後，第一件事就是去洗手間稍作解放，圓圓滾滾的他上廁所總還要稍微探探頭，將在大肚腩下的小明掏出準確地瞄準馬桶才尿，否則總會灑了半壺在外面，還要趕快拿清潔工具善後。上了國中後，小明對於以前一向不喜歡甚至討厭的女生，開始有了生理和心理反應，會情不自禁的敬禮，雖然他尚不知道小明爲什麼會三不五時早上自己升旗，但是面對重大升學考試，也只好悶坐在桌前作個乖乖的塡鴨機器，那小時候就不算小的肚圍，更是隨著停不了的宵夜，一吋吋地向外蔓延，而小明雖然沒有變成小小明，卻也總變不了大明；而雖然高中時的他，翻遍了各大性教育的書籍，證實自己的尺寸只能算是中型偏小，對於未來「愛愛」應該是沒什麼影響，可是據醫學研究指出，有一部分的小明被淹沒在厚厚的脂肪之中，那圓滾滾的大肚腩甚至好像是以前小明發展受限的主因，會對於

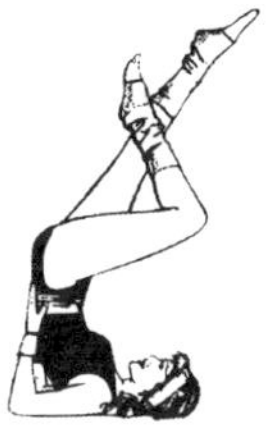

姿勢和動作的隨心所欲程度都造成影響，什麼A片裡男主角所表演的神龍擺尾、霸王舉鼎、迴旋突刺、九淺一深等愛愛招數都會使不出來！

看到死黨大頭轉寄過來的企鵝親親動畫，那圓滾滾的肚子因為互碰而無法親親的畫面，到最後只好請海豹幫忙用倒吊的方式才能親得到嘴，易歐明就想起那天與阿花好不容易可以單獨相處，在一頓浪漫的燭光晚餐之後刻意營造的天時、地利、人和之下，而小明也好不容易鼓起二十幾年的勇氣地舉旗，雖然緊張地磨蹭試了好久而得以一圓夢寐的第一次親密接觸，又選擇了最普通的傳教士姿勢，肚子卻直接撞擊墜毀在小花身上，那時兩個人只好都尷尬地笑了出來，有一種說不上來的感覺，那時的情況，套句廣告詞就是：「當時，眞糗」。在終於完成check-in的手續之後，不知道是不是當兵時的伏地起身、仰臥起坐和三千公尺跑步功效已褪，原本應該衝刺地跑步帶殺聲地往目標前進，那大肚腩卻急遽縮缸，速度和次數沒多久就已經逐漸變慢，圓圓的大肚腩就像令人討厭的第

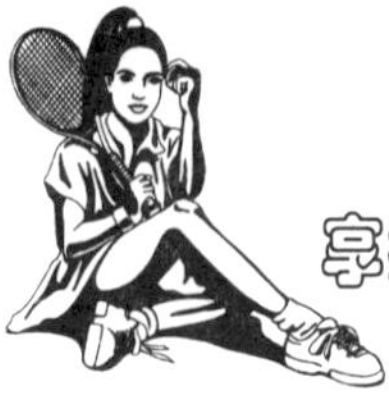

三者一樣，不只是讓易歐明忙得大顆汗、小顆汗直流，也讓小明開始沒有三兩下就不聽使喚地退兵了，看著阿花一副心不甘情不願的表情，易歐明只好用別的方式讓阿花勉強地填填肚子囉！

在這之後，易歐明不是沒有再央求阿花給一次自新的機會，但不知道是因爲沒有帶套套的緊張，還是小明找不到小花心慌了，或者是總要顧慮著圓圓的大肚腩會不會又阻礙著衝鋒陷陣的速度……，不管是心理的還是生理的原因或藉口，總之每一次都虎頭蛇尾地結束了！

總不能每次都這樣吧！讓小明年紀輕輕地就只能自己一個人玩遊戲！說不定哪天小花會因此而移情別戀。

太胖的人，因爲挺了一顆圓圓的大肚腩，不但會影響愛愛的品質，而且因爲脂肪過多的關係，讓「小鳥」更不起眼，日本相撲就是一個活生生的例子，龐大的身軀與小小的「鑫鑫腸」形成極不協調的比例。更糟糕的是，根據醫學報導，體重太重的人，心臟的

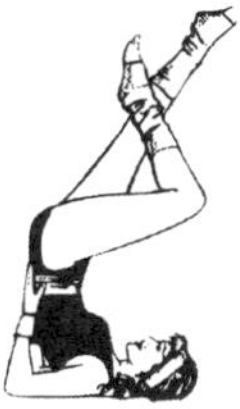

負荷比一般人大，會影響體能的發揮，導致性行爲的時間無法持久，對於身爲胖子的另一半，實在是一件不公平的事。

許多男人因爲心理上的障礙，會去坊間買什麼蔘茸酒、虎力士之類的壯陽藥物或秘方，而事實上，壯陽藥物的成分，多半是來源不明的東西，到底吃了有沒有效果，還是個問題。但眞正的問題還在背後：並非所有人都適用於藥酒或藍色小藥丸之類的藥物，因爲這類藥物，對患有糖尿病、高血壓等症狀的患者，會造成更大的傷害，所以不宜使用。而患有糖尿病、高血壓等慢性病症狀的人，多半也是肥胖症的患者。會去選擇吃壯陽藥以提升性能力的人，其實是一種心理作用，相信壯陽藥鐵定可解決自己的問題。殊不知，根據醫學報導指出，許多性功能方面的問題，百分之九十是心理作祟的結果，只有百分之十是身體方面的障礙。

而太胖的人，就是那百分之十需要改變自己的一群。改變自己、增進性能力的最好效果，就是去減肥。減肥的最佳方式，就是運動，把體內沉積多年的脂肪與廢物排出去，且還可以軟化脂肪細胞，縮小大肚腩。如此一來，就可以提升愛愛的品質喔！

為了自己和另一半的幸福，肥胖的人應該要積極努力地減肥囉！

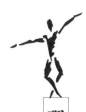

理由七　我要消除心理障礙

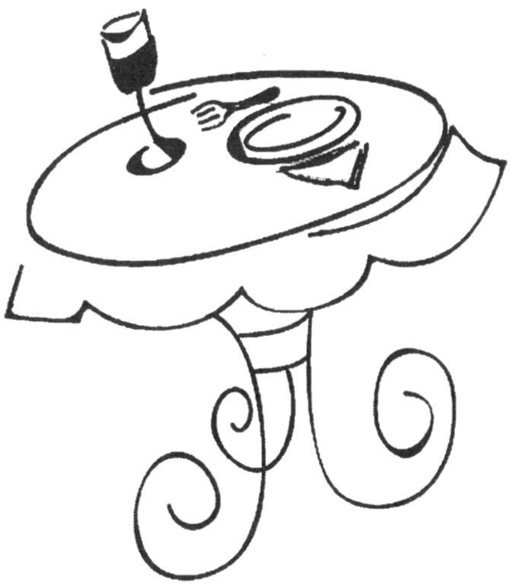

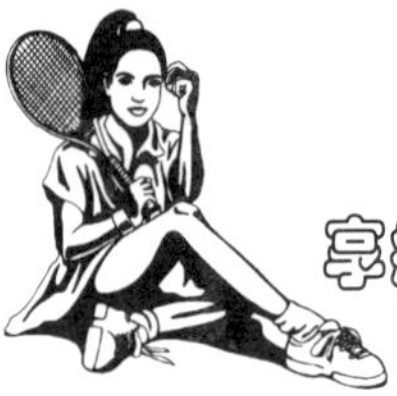

享瘦30

——瘦身狂想曲

人只要胖，就是一個話柄。

最直接的聯想就是身材和某種動物很像，而這種動物給人的印象是又髒又懶。胖子常常被人和這種動物劃上等號，所以在人際關係方面，胖子的心理壓力總是比一般人大出許多。

沒有一個胖子在面對自己的身材時，心頭是坦蕩蕩、毫無任何障礙的。小美就是這麼一個「有心理障礙」的小胖妹。

小美光是龐大的身軀，就是一個明顯的活動式地標，躲也躲不掉。洗澡除了特別費力之外，肥皂、沐浴乳的用量也消耗得比一般人快。衣服只能到加大尺碼的店裡才買得到，不要說美感盡失，根本就完全與流行時尚的服裝絕緣，她心理對那些窈窕苗條的年輕女孩是百般地羨慕，能夠穿上自己喜愛的服裝，展現美麗的身材。不要說與時尚服裝絕緣，就是夏天到了，也不敢穿無袖上衣、對短褲敬謝不敏；人又特別容易流汗，感覺又濕又黏的，渾身像個大油桶，一點也不清爽；去游泳池還得遮遮掩掩，深怕被別人指指

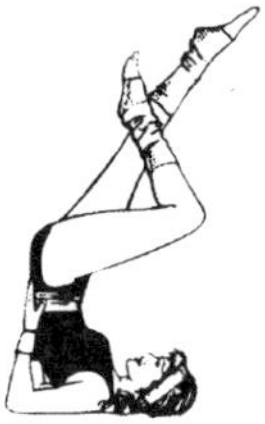

點點；肚子餓到受不了的時候，不小心食物吃得太多，心裡會產生罪惡；吃得太少，又難爲了自己；就恨自己連喝水吸空氣都會胖，但又能怎樣？搭電梯的時候最尷尬，即使時間緊迫，也不敢輕易踏上八分滿的空間內，深怕電梯突然發出不平之鳴，惹來衆人鄙視的目光。

越是對自己的身材敏感，便越喜歡偷偷和旁人比較，偏偏不比則已，一比就會人比人氣死人。

爲什麼有人怎麼吃都吃不胖？胖子吃再少也會胖，吃得多只會更胖。爲什麼有人隨便套上什麼衣服都好看？胖子怎麼穿就是糟踏了那件衣服。體重機上的數字，成爲小美極爲敏感的秘密，多或少個0.5公斤，都足以影響她心中的悲喜。所有的胖子都有個共同的經驗：恨不得別人踩在體重機上的數字越來越大，自己的數字則是越來越小。但總是事與願違，別人狂吃猛吃之後，磅秤的數字格幾乎沒什麼起伏，即使在旁高聲嚷嚷「我的體重增加了！」也看不出重到哪裡去；但是小美每次體重一增加，便是一鳴驚人。

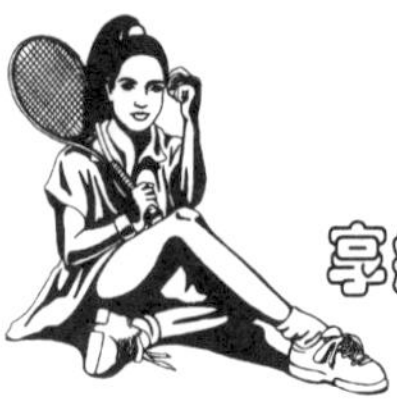

多出來的贅肉，偏偏像鑲在身上的印記，怎麼拿也拿不掉，實在令人咬牙切齒，卻也無可奈何。

走在路上，看到許多情侶出雙入對，明明那個女的長得非常不怎麼樣，身旁的男友卻是個帥哥？自己要不是因爲胖，其實face也是不錯的！

這種不公平的怪現象也發生在胖哥小強身上。小強心中的傷痛就是：自己的個性明明是女性友人眼中的好好先生、新好男人，爲什麼她們一個個只是口中說說，連交往的意願都沒有想過？我不過就是身材胖了點而已，難道「肥胖」足以判一個人於絕境之地?!

有的男人更絕，身上也沒車子、也沒銀子，就是有一堆的馬子，說人品也沒人品，沒錯！這種人就是很屌，也不知道是不是那話兒散發魅力，讓女孩們一個個被迷過去！這點胖哥小強就做不到了。醫學報導有依據：太胖的男人有性功能方面的障礙，所以男人們應該多多運動，避免因越來越胖而造成陽萎不舉。這則報導強而有力、一針見血地傷害了天底下所有胖男人的自尊，但是透過重重實驗的數據爲證，再再顯

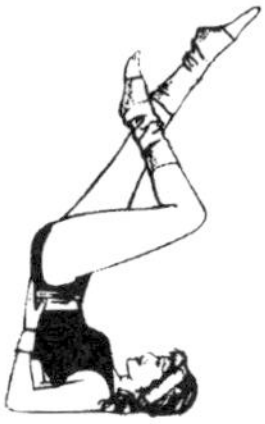

示這是個無法反駁的事實。

胖子還得背負別人對他們身體健康的壓力。肥胖容易引發高血壓、腎臟病、糖尿病、心臟病、心肌梗塞、冠狀動脈疾病……反正就是一堆病都會自動找上來。現在景氣這麼差，失業人口太多、工作環境與待遇越來越糟，小老百姓的荷包都扁掉了。這種情況下，哪裡還有錢去看病？胖就是有病，身爲胖哥胖妹，恐怕很難消除別人對他們的看法。

總而言之，胖子無論在心理上或生理上，都存在諸多的不便，而生理影響心理，不是身爲胖子的人，無法了解身爲胖子的苦衷。就外型而言，太胖會影響到旁人對你的專業印象。太胖的美容師，客人總是比較少，太胖的營養師光看外型就沒有說服力，太胖的廚師會讓消費者懷疑做出來的食物裡頭加了什麼不該添加的東西，太胖的演員受限於體型，無法全面發揮各種角色的扮演。

就談感情而言，因爲身材太胖，在相親會場上，

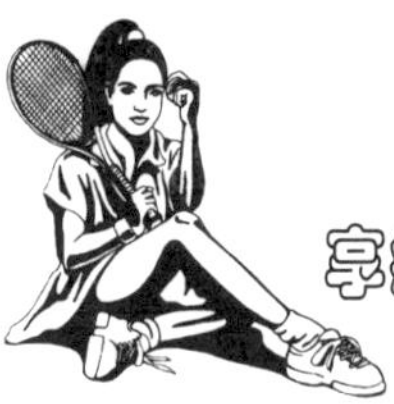

第一眼就被對方否決掉，因爲多數人不會將太肥胖的人列爲交往對象。但胖子還有更複雜的心理障礙，那就是，即使好不容易有人欣賞，對方主動開口要和你交往，胖子的兩難就出現了：若對方條件普普，胖子可能還會對對方的交往用意半信半疑；一旦對方是個條件不錯，擁有衆多追求者的大帥哥或大美人的時候，胖子可能會覺得：他（她）該不會是在欺騙我的感情吧？就這樣，胖子要談感情也不是，不談感情也不是。因爲被帥哥 / 美女看上，就好像中了樂透頭彩一樣，機率極爲渺茫。現在這個世界，哪有什麼夢幻般的「眞愛」可尋呢？

在一般人眼中，胖子是和大家不一樣的「異常人」。異常人要過「正常人」的生活，就必須自我覺悟，趕快減肥。而弔詭的是，不要說一般人對胖子有負面的刻板印象，就是胖子看到胖子，也會產生互相排斥的心態，彷彿看到另一個自己。沒有一個胖子會滿意自己現在的樣子，這點是胖子心裡最微妙的地方。

唯有減肥，才可以消除胖哥胖妹的心理障礙。

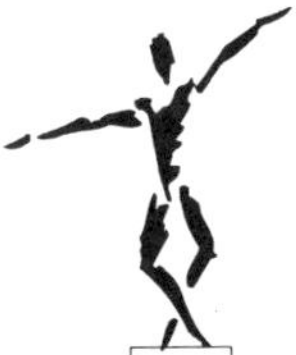

理由八　我要證明穿得下想穿的衣服

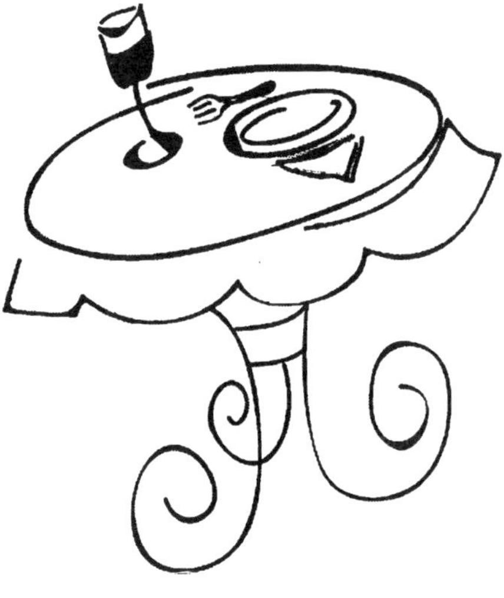

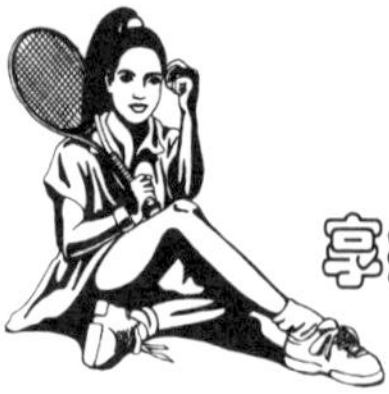

享瘦30

——瘦身狂想曲

陳家四姐妹中，除了老么囡囡以外，上面三個姐姐的身材都是修長而窈窕的。

其實囡囡的身材並不胖，是屬於薛寶釵型的女生，看起來福福態態、肌膚水水嫩嫩的，只是與三個姐姐相比之下，就稍嫌臃腫了。四姐妹的朋友都說，很羨慕她們家有四千金，因爲衣服可以共穿、鞋子可以共用，省掉不少另外花錢再去買的麻煩。

當然啦！話是沒錯，因爲三個姐姐的外型和挑東西的品味都差不多，的確可以節省許多不必要的花費，可是對囡囡來說，就大大不同了。就拿姐姐們最喜歡的一件短裙來說，那件短裙只有二十四腰，簡直是選美小姐的標準，腰圍二十六的囡囡，穿下它眞是要了她的命！

人家說，一樣的米百樣的人；不要說米了，連同樣的爸媽，餵同樣的食物、長在同樣的家庭，生出來的孩子都各有各的脾氣與模樣。這也就罷了，如果兄弟姊妹的性格或身材特徵實在差異太大，給一百個親友看了，這家人的心理就得接受一百種相同的反應，就是「怎麼會這樣？」人家說人比人，氣死人。如果

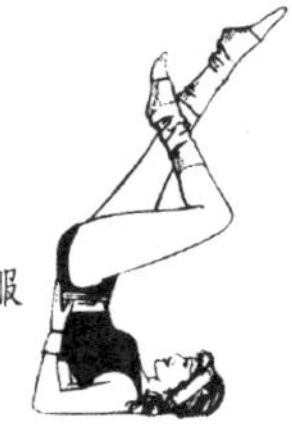

親朋好友、左鄰右舍不把陳家四姊妹的身材互相比較的話，四姊妹或許還不會如此介意別人說她們的身材，可是大家都把它當作話題閒聊的時候，囡囡的心理就非常不平衡了。

「爲什麼二姐能穿大姐的衣服，三姐能穿二姐的長褲，我就不能穿？」關於「繼承」衣服的問題，從小就是囡囡心理的遺憾。尤其到了夏天，正好是年輕女孩展示好身材的時機，清涼的無袖上衣、露肚裝、短裙，三個苗條的姊姊穿在身上，總是不自覺散發一股清純活潑的氣息，教人忍不住想多看起眼。但這種衣服囡囡可不敢隨便亂穿，否則原本是想要露肚臍的，變成姊姊們的笑柄，因爲她有一顆微凸的小腹；同款的無袖上衣，和姊姊們相比，怎麼比都不好看，因爲囡囡的手臂有點粗。one size的套裝也一樣，因爲囡囡和三個姊姊的外型並不同，穿起來給人的感覺也差很多。目前流行的審美標準是，清瘦秀氣才是美。如果妳所穿下的衣服，給人的感覺不是清瘦秀氣，而是「很可愛」的話，那就表示妳的身材距離美的標準還差

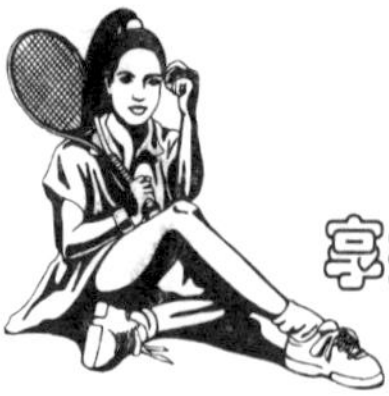

一截。所以囡囡還不夠美。

爲了達到「美女」的標準，目前這套one size的套裝被囡囡拿來作爲「美麗」的指標。囡囡要證明，自己有一天穿上它的時候，能夠展現清瘦秀氣的模樣，而不是讓人看到微胖的小腹和手臂，以及勒緊的腰身。

有一次，囡囡和姊姊們一起到日本旅遊，其中有項行程是安排讓觀光客自行遊覽當地的鬧區。當囡囡和姊姊們逛完一圈百貨公司和精品服飾店之後，更堅定了囡囡想要減肥的決心。因爲日本女孩的衣服，尺寸都好小，連內衣也不大，稍胖的女孩一穿就覺得緊。「想不到連長像醜醜的日本女孩，衣服都做得這麼小，那我豈不是連她們都不如了？」囡囡的心裡彷彿受到嚴重的打擊似的，開始把自己的身材想像得很糟。日本女孩普遍生得一張大餅臉，腿也不直，還不是靠著化妝，和親切有禮的態度，讓別人對她們的整體造型產生好印象，其實台灣女孩比她們漂亮多了。可是放眼望去，百貨公司、精品店，居然連一件中意合身的衣服都找不到，這簡直是一件天地皆不容我存

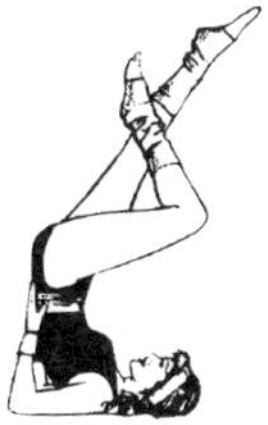

在的殘酷事實，再看到姊姊們，個個高高興興地試穿、然後快快樂樂地血拼，成就感顯露臉上，一覽無遺，只有自己一個人在旁邊怨嘆，她們又不來安慰一下，唉！這是什麼世界嘛！想要得到卻又無法實現的感覺，眞是痛苦極了！

其實，像囡囡這種身材的女人，在從前的舊社會，最能獲得長輩青睞，因爲這代表「好生養！」。以西方人的眼光來看，有點肉又不會有太多肉的外型，是健康明亮的象徵，也稱得上美女的標準。可是現代時代不同了，受到影視明星的身材與造形的影響，大家都欣賞瘦骨如柴的女人。反正醫學很發達，生不出來再去找醫生就好了。

有許多像囡囡這樣的女孩，或者是局部肥胖的人，其實他們說胖也不算胖，只是整個社會在骨感風潮的帶領下，她們便成了局外人。事實上，只要體重在標準範圍之內，就是健康美麗了。但問題是，整個社會文化灌注給我們的審美標準，就是越瘦越好，因

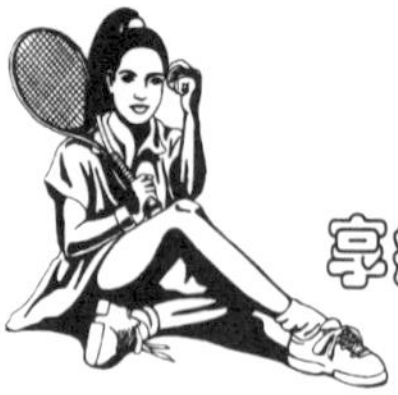

此連流行服飾的size和整體造型，都設計得小小的。造成不少身材不胖但也不是太瘦的女孩/女人們許多困擾。對於局部肥胖的女性來說，最令人沮喪的，莫過於在試衣間裡面發生的糗事了。想想看，逛街逛了老半天，好不容易看上一件喜歡的牛仔褲，試穿之下居然大腿被卡住，或臀部太緊，再不然就是腰圍、腹部、小腿、手臂等某個部位太粗大，穿短裙也不是，穿長裙更糟糕，露臂露肩只怕醜態畢露，嚇到別人，發生這種情況，實在眞叫人難過，信心遭受打擊。

有些女明星，爲了拍戲的需要，必須穿下窄小緊身的戲服，於是千方百計地讓自己瘦下來。其實她們也不胖呀，但仍憑著堅強的毅力，努力地達成目標。不要光只是羨慕別人，相信自己，人家做得到的，我們也可以做到。愛美是人的天性，誰不希望別人稱讚我們是大帥哥大美女？有句話說，佛要金裝，人要衣裝。衣服，是穿來爲我們的身材加分的，而不是讓身材的分數被倒扣。爲了證明能夠穿得下想穿的衣服，快去把多餘的贅肉減掉吧！

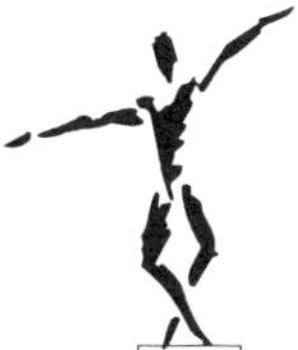

理由九　我要脫離社會文化的奚落

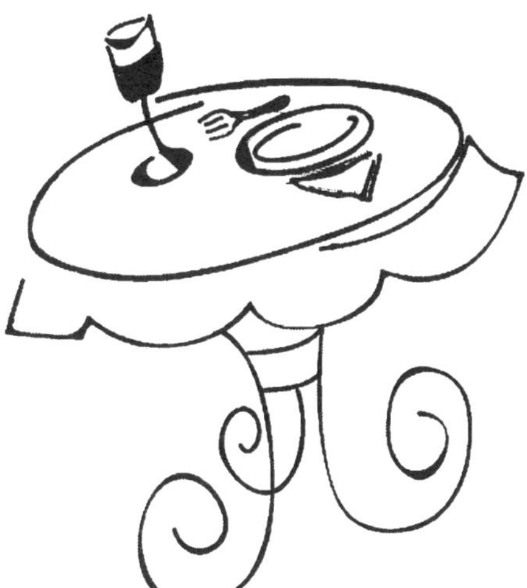

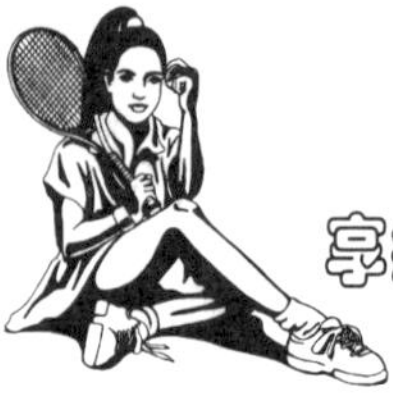

享瘦30

——瘦身狂想曲

一個從小就胖的胖子，如果他的家人一直都不覺得胖有什麼不對，那麼，在他進入幼稚園，步入群體生活之前，他的日子一定過得自由自在。在家裡也許阿公阿嬤會說：「咱們阿孫胖胖地好古錐！」爸爸媽媽也會認爲：「我們的寶貝胖胖地表示身體很健康。」可是自從上了小班開始，便會發現其他小朋友的身材，都跟自己的不大一樣。這並不打緊，當小朋友們說：「你太胖了，我們不要和你玩。」這時候就是小胖子需要面臨社會文化壓力的開始。

在學校裡玩騎馬打仗，小胖子總是扮演那匹馬，雖然他百般不願意，可是衆多小朋友的力量由不得你有反抗的機會，他們會說：「如果換我們當馬，我們會被你壓死！」有時，在老師的觀念裡，小胖子是很好用的僕役，恨不得班上能多幾個能夠做得了事情的學生，遇到搬書、搬器材等粗活，就不怕沒有人能解決。可是，小胖子不見得就負得了重呀！許多小胖子是被肯德基、麥當勞培養出來的飼料雞，虛有其表，身體力量未必就大。

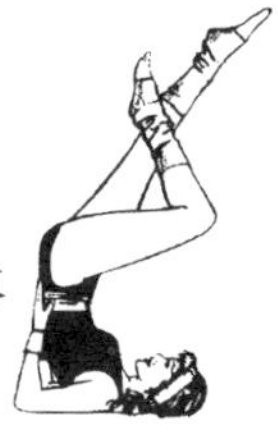

這是小胖子所面臨的來自老師、同學間的學校壓力。如果小胖子長成大胖子，他還得面臨交往異性朋友、求職、專業被質疑的心理壓力。就交往異性朋友而言，胖子因爲外型不討好，談感情比一般人辛苦。有了心儀的對象，卻怕被嫌棄而不敢開口向對方表白。這也就算了，好不容易有了不嫌棄自己外型的對象，正準備帶給朋友接受祝福的時候，朋友卻私下以此作笑柄：「眞難得，總算被我看到，這個世界還有眞愛！」

而現代人所依賴的大衆傳播媒體，偏偏刻意誇張胖子的醜陋面，例如笨拙、動作慢等等，影響一般人對胖子的觀感。在電視機前，我們經常可以看到綜藝節目主持人對胖子的揶揄。如果主持人要求上節目的來賓們合演一齣短劇，胖的人一定被安排在糊塗暴笑、邋遢懶惰、糗態百出、被人拋棄的詼諧角色。鏡頭下呈現出來的胖子的形象，就這樣被定型了，造成人們對胖子的負面認知，形成不良的刻板印象。

還記得有則「胖妹利用網路詐財」的新聞嗎？當

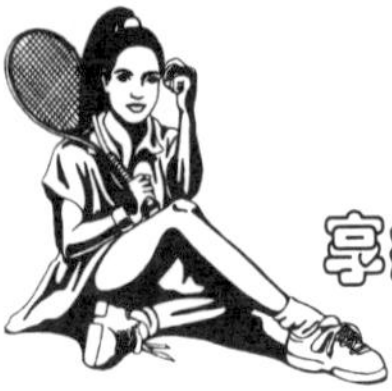

享瘦30

——瘦身狂想曲

事人是一名十八歲的高職女生，她以清純可人的形象在網路上出現，認識許多男生，並藉機對他們說，她急需要用錢，竟然還有不少男生因此受騙上當。可是報導這則新聞的媒體，全部都將事件的焦點放在「當事人是個『很胖』的女生」上面，似乎冠上了肥胖的身分，更加彰顯了她詐財行爲的不齒。固然胖妹的行爲有偏差，而那些貪戀美色步入陷阱的男生呢？知道自己被一隻恐龍所騙，更加憤怒難耐了，難道他們的心態不可議嗎？媒體對這方面的心態反而忽略不談。

還有另一則新聞報導是這樣的：有個大胖子不慎在家中跌倒，剛好卡在樓梯間動彈不得，因爲他重達一百六十公斤，累壞了前來救助的醫護人員。一群人手忙腳亂氣喘噓噓地將他抬上單架，鏡頭轉向其中一位受訪的醫護人員，問他的感想，對方回答：「眞是太辛苦了，從來沒有扛過這麼重的患者。」這時候眼尖眼的攝影記者又特別拍下患者被送入救護車的那一剎那——只見救護車的後車輪凹了一下。

這兩則新聞凸顯媒體對胖子的歧視態度。從綜藝

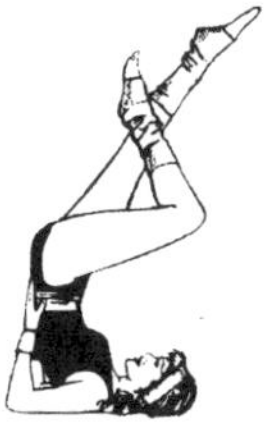

節目到新聞報導，因爲身爲觀衆的我們只能直接、單向接受媒體所帶來的各種資訊，可是這些傳媒無法同時接受到我們所表達的意見。這年頭，媒體的權力最大，在一般人心中，大衆傳媒的內容就是經典，若要給胖子下一句評語，觀衆很容易興起從媒體上得到的刻板印象：「肥胖，就等於『醜陋』兩個字，其餘都免談。」這是目前社會文化對胖子的歧視心態。因此倒楣的胖子，就這樣被整個社會文化給鄙視了。

社會文化的價値觀，代表著某一時期的人們共同的心理態度。二十一世紀台灣人的社會文化價値觀，反映了對「肥胖」的鄙視。當社會文化產生了「鄙夷肥胖」的共識時，只要經過大衆傳播媒體的宣傳、擴散，很容易就會形成穩定不變、被所有人奉爲圭臯的「經典」。大衆傳播媒體的作用非常可怕，它們往往配合時尚、帶動思想風潮，讓觀衆在不知不覺中接受了它們的言論，漸漸被洗腦而不自知。許多瘦身廣告中的女主角，身材纖瘦窈窕，電視前的女性觀衆看了以

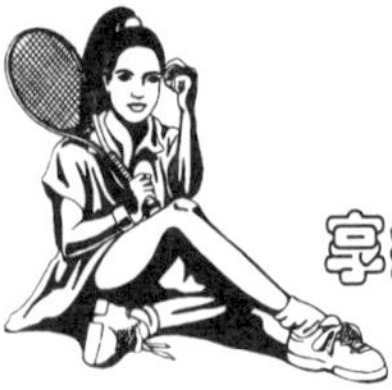

後，會在潛移默化中接受它們的觀念，認爲身爲女人，身材就應該像廣告女主角一樣，才是標準。結果造成許多人不正常的節食，不肯吃飯。雖然很多人明白不當的減肥是不正常的行爲，但是減肥的行爲每天依然有許多人在努力進行。最根本的原因，就是「肥胖」被社會文化視爲是罪惡。在這樣的觀念下，相信除了大瘦子以外，每個人都曾經動過減肥的念頭。也因此，肥胖的人，很容易遭到社會文化的奚落，成爲傳媒大作文章的話題。

既然整個社會的價值觀都崇尙纖細、拒絕肥胖，我們就很難跳脫這個標準，除非你完全不在意衆人的目光和言語。相信被媒體刻意報導的以上兩位胖子，他們的心理一定很不是滋味，誰都不希望自己難看的身材被大肆渲染出來，赤裸裸地接受全國觀衆的批判。所以，爲了脫離社會文化的奚落，各位大胖子們，趕快去減肥吧！

理由十　我要有男人緣

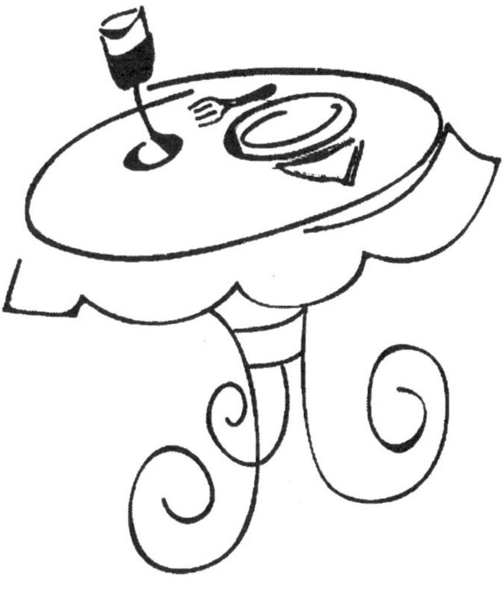

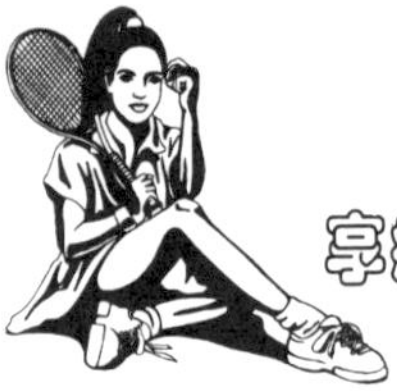

享瘦30

——瘦身狂想曲

太胖的人，在外表上明顯先吃了一步虧。因為胖子外表給人的感覺，不是太幼稚（只能裝扮成活潑可愛的造型，像粉紅豬一樣）、就是太老氣（看起來無精打采的樣子），很難與實際年齡相符。

我和小郁是大學時代的同學兼室友。記得新生訓練的第一天，她坐在我前面，從後面看，這個頭髮剪得很短的同學，身材圓滾滾，粗手粗腳的，看不出來到底是男生還是女生，加上動作又很粗魯，一度讓我以為他是個男生，但聽他說話的聲音，又像是女生。新生訓練結束後，我依照學校事先發的住宿通知單，來到新的寢室休息。這時候，我看到小郁也走進來了——原來她是女的，而且還是我室友！

剛開始我對個性粗魯外向的小郁，印象一點都不好，哪有女生走路大辣辣的，像個流氓似的，和男生說話邊打邊鬧，別人不煩我都覺得討厭，人都已經夠胖了，還一副沒規沒矩的樣子，真是看不下去。後來相處久了，發覺她粗魯外向的個性只是表面，小郁其實是個內心極細膩的女孩。當我心情不好的時候，雖

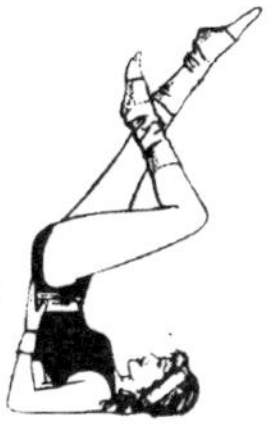

然沒說出來，可是她卻看得清清楚楚，也適時地給予安慰，替我解決煩惱，是我安心傾吐心事的對象。小郁的個性很居家，從她的生活習慣來看，可以想見就如她所說的，喜歡下廚做做好吃的東西，煮飯掃地洗碗等瑣碎家事對她來說，都是甘之如飴的事情。小郁也很喜歡小孩子，對小孩特別有耐心和愛心，也很有一套。我們幾個閨中密友都說，小郁將來一定是個不可多得的賢妻良母，只是不知道哪個男生福氣夠大，能夠娶到她。

記得有一次，學校女生宿舍和某外校舉辦寢室聯誼活動，因爲彼此各寢室的人數均爲四比四。我們寢室也參加了這項活動。後來和對方男生見面的結果，小郁對其中一個男生留下良好的印象。雖然當天她依然一副男人婆的樣子，可是身爲女人的我們，都可以感受得出她的心意。

好巧不巧，小郁喜歡的那個男生，和我一位要好的高中死黨是大學同學。爲了幫小郁實現夢想，我暗中請高中死黨幫忙打聽對方的心意。怎知不問則已，一問

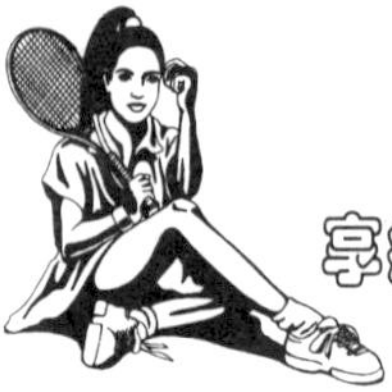

之下得到的答案，竟然出乎意外地難聽。對方男生在我高中死黨面前，蠻不在乎地把小郁的身材形容得很難聽，說她是沒有男人敢要、就算倒貼，男人也不想要的大恐龍！眞不敢相信，小郁喜歡的那個男生，在我們聯誼當天的表現，是多麼斯文有禮貌，我對他今天會說出這種不堪入耳的話，感到不可思議。原來這個外表斯文有禮的男生私底下竟是嘴巴如此賤的東西！

後來事情就不了了之了，幸好沒有讓小郁知道，否則她一定受不了打擊。

整個大學時代，小郁都沒有談過戀愛，因爲她喜歡的男生都對她不來電。小郁曾經和一個學長約好五點下完課要見面，她有東西要送他，學長也答應了，怎知後來竟然被學長給放鴿子，可憐的小郁就這樣，雙手捧著一束作爲學長生日禮物的鮮花，孤零零地在原地站了一個半小時。這次的打擊，讓小郁哭了好久，我們看了都好心疼。喜歡一個人根本沒有什麼對不對的問題，小郁只是單純地對學長表達她的好感，卻遭到學長殘酷的拒絕。現實是很殘酷的，以小郁的

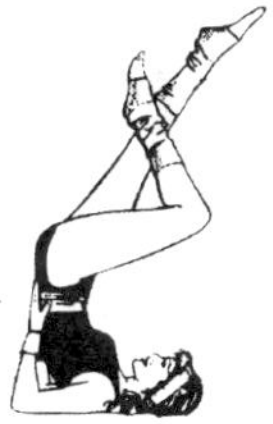

個性，如果她是個清秀佳人的話（不要說清秀，只要身材不肥胖），保證追她的男同學多如過江之鯽。隔壁班那個很三八的女生，脾氣不好，個性又丟三落四，只不過長得稍微還算能看，身材像一般女孩一樣，普普通通不胖不瘦，連她都交得到男朋友了，像小郁個性這麼好的女孩子，爲什麼就是被男人在私底下嫌棄得不能聽？我眞爲小郁感到委曲，也爲男人只注重女人外表的想法感到可恨。

同樣是胖子，女生比男生的地位更弱勢。重視安全感及情緒感受的女生，比較不會在意自己另一半的體型。屬於視覺型動物的男生，則比較介意自己的伴侶的身材，非但自己介意，也很care哥兒們的想法。根據統計，男女雙方對於伴侶選擇的角度，標準可是相差很多的。男生選擇另一半的標準，從高到低依序是：年紀、外表、經濟、學歷。女生則是：經濟、學歷、年紀、外表。也就是說，男生心目中最理想的對象，首重年輕貌美的女性，這樣天天相處才不會日久

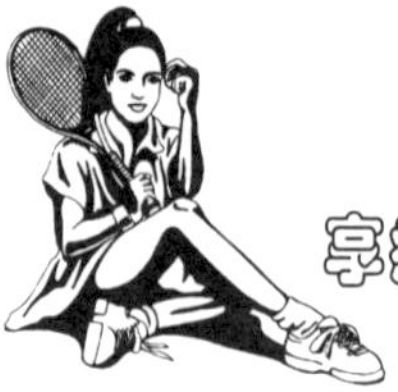

生煩。而女生則比較實際，找個有所托的良人當然要以麵包爲重囉！

也就是說，如果妳是個身材太胖的女人，不管妳的內在美多麼有內涵，事業表現多麼得心應手，但是尋找對象的時候，給男人第一眼的印象分數就過不了關了，這是個殘酷的事實。經濟條件優渥的男人，自然會追求外型條件優質的女人，以顯示自己的身分地位，許多美麗的空姐或是影視女明星，最後都嫁給了社經地位高的富商名流，就是一個例子。經濟條件差的男人，礙於面子關係，通常也會不希望娶到一個身材肥胖但在事業方面呼風喚雨的女人，一來男人覺得賺的錢比女人少，有損男性尊嚴，二來老婆身材太胖，帶出去在面子上又掛不住。

男人，就是這麼一種又好面子、又愛逞強的視覺性動物。

爲了獲得男人緣，奉勸所有肥胖而想結婚的小姐們，爲了讓男人產生好感，一定得注意自己的身材，減肥是一件非常必要的預先作業。

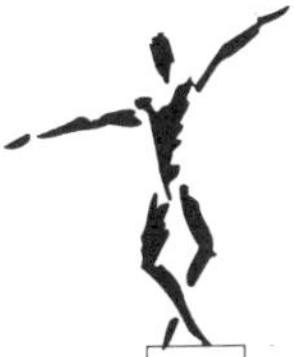

理由十一　我要詮釋自己的理想

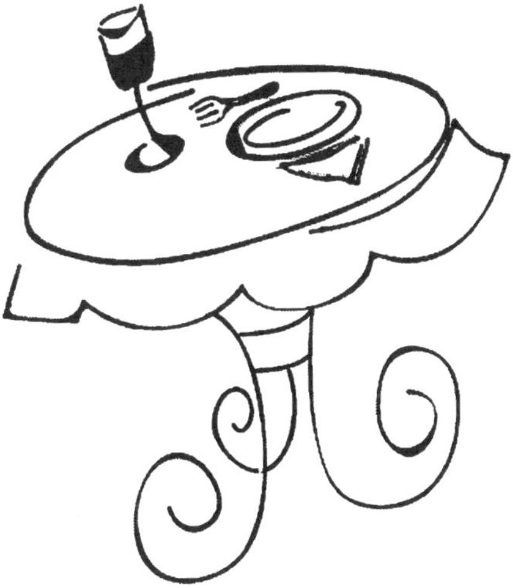

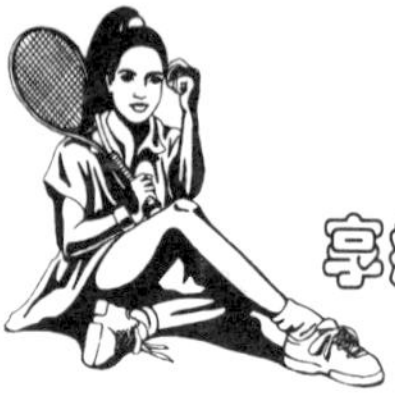

享瘦30

——瘦身狂想曲

看到影視中的當紅演員，這檔戲裡飾演負心漢，下齣片裡成爲癡情郎，一下演富家大少，一下演碼頭工人，不論扮演何種角色，都詮釋得可圈可點，演什麼像什麼。阿達從小就很羨慕當個大紅藝人，因爲在戲裡，可以體會社會各個層次的面貌，感受人生百態，喜、怒、哀、樂、生、老、病、死、苦，都能在戲中表現出來。

唸戲劇科的阿達，目前面臨到最殘酷的現實，那就是：他太胖了。太胖的人想要當演員，未嘗不可，只是會遭到許多角色及造型上的限制。如果導演要導一齣以年輕觀衆爲主要訴求的偶像劇，男女之間的愛情故事，肯定是主軸部分，而且男女主角的選擇，爲了考慮能夠吸引觀衆的收看，必須選擇外型條件優質的演員。像阿達這樣屬於小胖型身材的演員，第一眼給人的感覺就不適合當愛情偶像劇的男主角，這類戲劇的男主角一定挑選高高健美的男生，帶點帥氣飄逸的感覺，才夠格配上清秀可愛的女主角。如果要演一場黑道恩怨的戲，阿達絕對當不成黑道大哥，黑道大

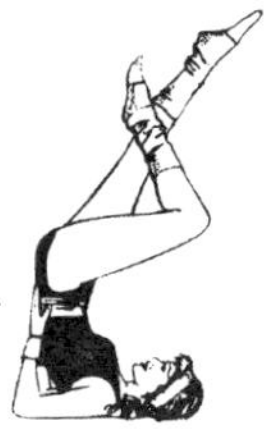

哥要長得像周潤發那樣，帶副墨鏡、披上黑色長披風，才夠意氣風發。阿達充其量只能當上黑道大哥身後資歷最淺的小嘍嘍。

其實阿達對演戲這門工夫，有著許多特殊的想法，在表演技巧方面，「外表平靜、內心波濤洶湧」的戲最難演，可是在同學們相互實習的過程中，只要阿達一出場，都能夠搏得衆人的掌聲。

雖然說演員應該嘗試扮演多元的角色，揣摩形形色色人物的性格，但是受到體型太胖的外型限制影響，就算他想要多接觸幾齣不同的角色，導演在票房的考慮下，也不會答應這樣做。

同樣的情況也發生在身爲胖妹的小芳身上。

小芳從小就對「吃」特別在行，不僅懂得怎麼品嚐食物，也懂得如何製作調理。沒事就喜歡自己作東西的她，在不斷研究食譜的過程中，不知不覺吃下許多試驗失敗、或是自己不滿意的成品，由於她並沒有特別在意吃下了太多不必要的食物，因此，身材就逐

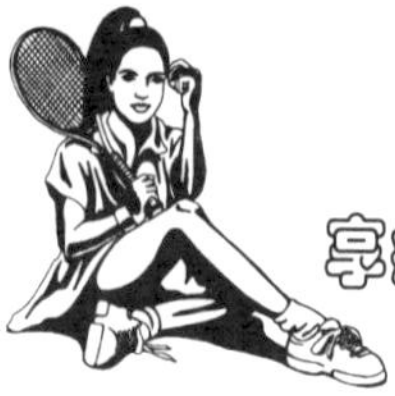

漸成爲現在這副胖妹的樣子啦！

小芳最大的夢想就是，以後能像烹調大師傅培梅或現今當紅的名廚陳鴻一樣，在電視上親手料理美食、介紹各類新式菜餚，讓全國觀衆都能學習到美味可口的佳餚點心。

後來小芳果然如願地選擇了餐飲學校，有機會進一步學習到更多的料理技巧與烹調作法。每次同學們將個人完成的食物送到大家面前，交給老師評審完畢，最後大家互相試吃品嚐的時候，同學們都會開小芳的玩笑：「妳做的奶油蛋糕一定加了很多糖，對不對？」言下之意似乎是說，廚師身材長什麼樣子，做出來的東西一定和他的體型相符。這使得身材很胖的小芳，不得不想到一個問題：如果螢光幕面前出現了一位年輕而體型肥胖的烹飪大師，對著全國觀衆介紹某道食譜的料理方法，或是教導家庭主婦應該怎麼下廚才會讓一家人吃得更健康，那麼，觀衆朋友會不會懷疑，吃了這位烹飪大師的食譜製作方法，身材會不會像她一樣越來越胖？會不會懷疑她所料理出來的食

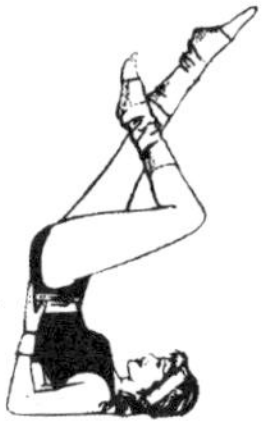

物內容，太「營養過剩」？

雖然吃過小芳廚藝的親朋好友，都對小芳精湛的手藝讚不絕口，可是現實的社會是開放而競爭的，你有獨門專長，我有武林秘招，要在餐飲界得到一片天地，有時候不是只有專門技術就夠的。現代各行各業的競爭太激烈了，想要在某個行業擁有立足之地，天賦與實力固然是最必要的條件，而運氣也是不可缺少的因素。

看來外型不起眼的小芳，在起步的時候，會比一般人來得辛苦。

一般而言，太胖的人，因爲外型不討好的關係，很容易給人許多負面的刻板印象。舉例而言，許多人都會認爲胖子一定是因爲生活特別懶散，所以才把自己養得跟豬一樣胖；或者是雖然有新要改善自己的身材，但每次都缺乏堅強的意志力，以致於再怎麼減肥都沒有辦法成功；或者因爲過胖的關係導致連神經反應都開始變得遲鈍起來，有些人甚至覺得胖子看起來

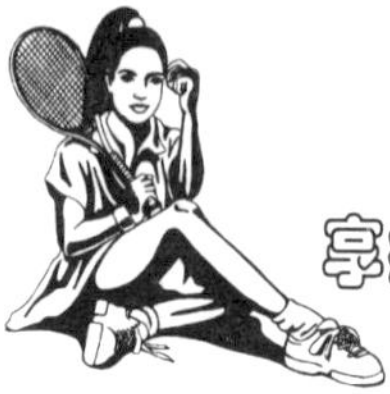

腦袋很笨，像是什麼事都做不好的樣子。所以有些需要天份、上得了門面、或者是那些擁有特殊技術的專門行業，例如舞者、演員、廚師等等，一般人都不會聯想到胖子在這方面也會有傑出表現，因而在許多人的偏見下，似乎沒有一個胖子可以和事業成功扯上關係，這何嘗不是對胖子的一種誤解。

並不是所有人都適合當表演工作者及烹調大師，這兩種具有專門知識與技術的行業，因爲阿達和小芳他們的興趣與能力，都具有與生俱來的天份，在未來的人生規劃上也想在自己選擇的事業能夠好好地發展，因爲他們也都認爲，能夠將興趣與工作合而爲一的人，未來的生活才會豐富而具有源源不斷的動力，可是，爲了發揮自己對演戲的天賦與理想，以及爲了順利當上電視機前的名廚，阿達和小芳首先應該克服群衆對他們「腦滿腸肥」的刻板印象，先下定決心去減肥，減了肥之後，他們事業的春天，才會眞正開始。

理由十二　我要勾引喜歡的男生

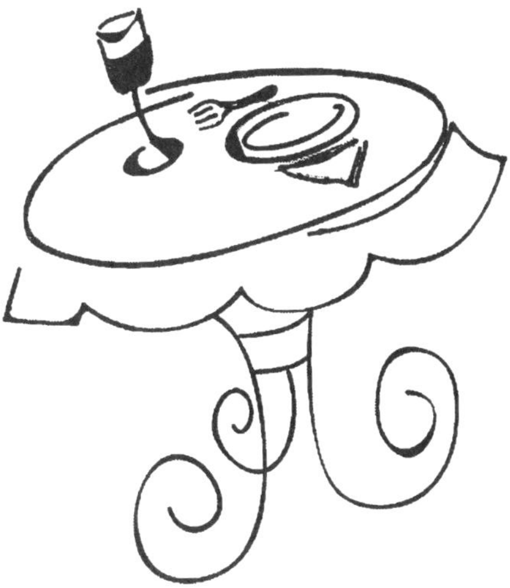

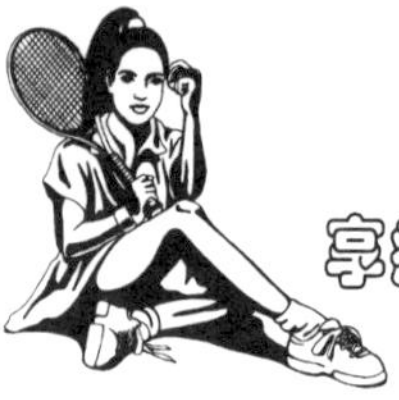

享瘦30

——瘦身狂想曲

是誰說外表不重要，擁有內在美才能獲得最後的勝利？這句話不過在是安慰那些外表難看的人罷了。如果叫兩個完全不同的女人走到男人堆中，一個長得像甜姐兒林心如，一個長得像粉紅豬鍾欣凌，誰受歡迎的得票數較多、較容易吸引男人的注意，不用想大家都知道。爲什麼校園美女廣受男生心儀？先決條件是身材苗條，即使沒什麼才能，只要懂得隨時展開親切和藹的笑容，就會讓男同學爲之傾倒了。反過來說，一個體型肥胖，可是才華洋溢的女孩，男生們可能還是會搖頭說抱歉，認爲噸位太重的女生會造成他們心理上和身體上的雙重壓力。喔！不是只有這樣，還有死黨們的冷嘲熱諷，同樣也會令人受不了。

很不幸地，身材像粉紅豬，但心理很渴望談戀愛的圓圓，就屬於令男人看了會棄之如敝屣的類型。在校園裡，每當圓圓看到迎面而過的情侶，總是打從心底又羨慕又嫉妒。羨慕的是，有人陪、有人呵護的感覺眞好；嫉妒的是，那些女生的長像又不見得好看，只不過留著一頭長髮、身材瘦瘦罷了，這樣也能交到

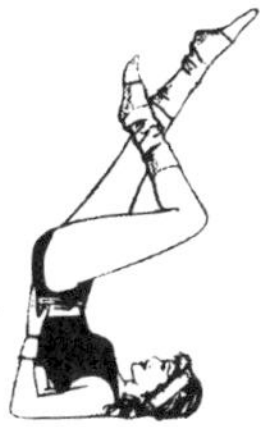

男朋友。而自己雖然胖，但整體看來，又不會比那些女生醜，爲什麼老是交不到男朋友？

複雜的大學校園中，學生們談感情的目的也很複雜。有的人是怕寂寞，想找個伴，享受相依相偎的感覺；有人則天生異性緣佳，紅粉知己、青衫之交一大堆，一天到晚爲了哪個不同的人，一會兒傷神一會兒快樂；有人只想即時行樂；有人日久生情；有人腳踏多條船，只爲了證明自己的魅力。像圓圓的室友小鳳，這幾天又連日在衆人面前炫耀說，阿正這個週末要帶她去吃中信的港式飲茶，下個月她生日的時候，要爲她準備一個高級名貴的禮物。

阿正是小鳳的男朋友，是系上公認的大帥哥，家境優渥，個性又溫柔體貼，所以整個人就像座發電機，情史豐富，緋聞不斷，很容易讓許多女生捲入愛情的漩渦。但是，細數阿正身邊所交往過的女友，她們的共同特徵就是：長髮飄逸、身材苗條、氣質清秀。

有句話說：自古英雄都愛美人，不是英雄也愛美

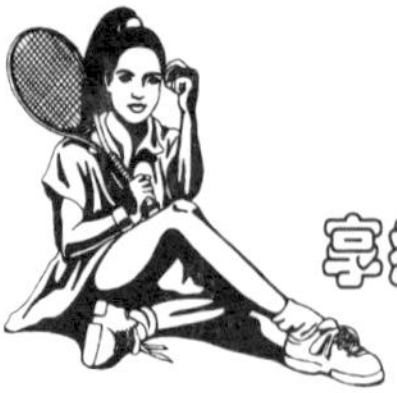

人。換個性別而言，也是同樣的道理。身爲發電機的阿正，魅力擋都擋不住，就連身材肥胖的圓圓，都爲他傾心不已。只是這種情愫只能夠放在心底，說出來恐怕會招惹出沒完沒了的難堪和笑話！

「妳要是交了男朋友，我看他就只能帶妳去吃生機飲食！」小鳳總是喜歡對圓圓開這種一點也不好笑的玩笑。「好！妳嘲笑我，有一天我一定要讓你後悔！等著瞧好了。」終於受不了嘲諷的圓圓，被激怒得產生了一個想法，那就是：她決定先去減肥，等減肥成功以後，也去交一個男朋友，對象不是別人（目前也沒有別人），正是她暗戀已久的阿正！

圓圓相信，只要人一瘦下來，氣質一定會改變，而且，只要身材瘦下來，要留長髮就不必擔心了，因爲太胖的女孩，本來就臃腫的身材若是再加上滿頭長髮，會給人笨重又沒精神的感覺，像個歐巴桑似的。其實圓圓胖歸胖，她對自己全身的皮膚、臉蛋倒是頗有自信。圓圓相信自己只要減肥成功，一定是個身材姣好的大美人，就可以大辣辣地和系上女生相互競

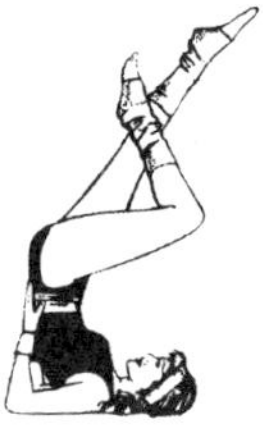

爭，到時候，想要輕鬆地吸引阿正的目光，根本不是一件難事。如此一來，就能夠開開心心地享受愛情的滋味，以及被當成女主角的感覺。荳蔻青春的日子裡，本來就應該多來幾段刺激又精采的感情生活。而且，還可以讓小鳳刮目相看，讓她又驚怒、又嫉妒、又氣恨，一雪之前被冷嘲熱諷的恥辱。

談戀愛這種事，本來就沒有一定的道理可依循，彼此看對眼、相互吸引，就一拍即合走在一起，吸引不來就說拜拜，下次不要再見面。如此而已。趁著現在還年輕，多談幾段感情也不是壞事，想和誰交往是個人的自由，更何況男未婚、女未嫁。每個人在選擇交往對象的時候，心底多少會算計對方的條件，有人在意身高、有人在意金錢、有人在意胖瘦、有人非帥哥美人不可，如果出現了喜歡的對象，而且執意要跟這個人交往，爲求目的能夠成功，就必須先了解對方喜歡的另一半是什麼類型、需要什麼條件。這樣，彼此要交往，才會出現好的開始，而不是挫折連連。

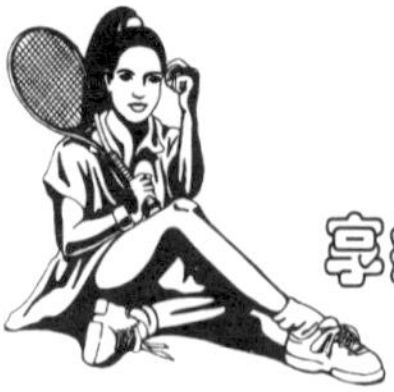

享瘦30

——瘦身狂想曲

話說回來，在愛戀對象的條件設定中，身材太肥胖，往往是被拒絕的第一個原因，因爲外型明顯就跟別人不一樣，太胖的人，看起來就是一副憨傻、呆呆的樣子，對方才看到你第一眼，就謝謝再聯絡了，就算你有很好的內涵，對方也興趣缺缺，沒時間欣賞，因爲人家根本不想再看到你啦！有句話說：「女爲悅己者容。」爲了喜歡的人去做改變，本來就是人之本性，而且，這句話中又沒有說「悅己者」非得要單身、無男（女）友才可以。

爲了勾引喜歡的人，得到對方的注意，爭取自己的幸福，有什麼不對？所以囉！爲了做出一番改變，該減肥的時候，還是需要去減肥的。

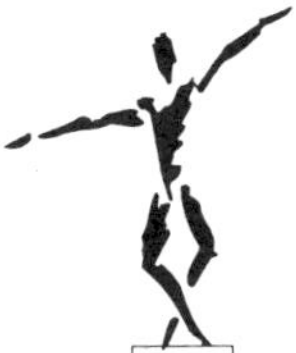

理由十三　我要參加校園選美

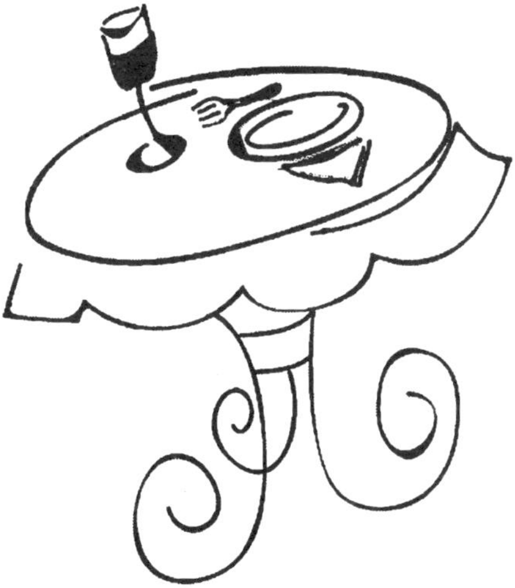

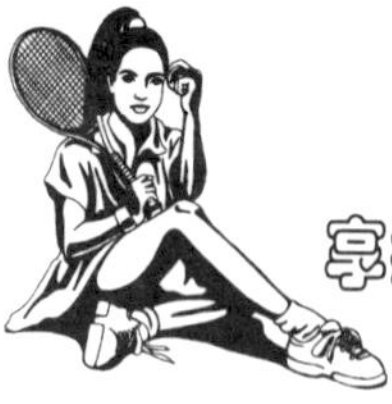

享瘦30
——瘦身狂想曲

綺綺從小就是衆人矚目的焦點，小時候媽媽帶她出去，總是引來旁人的目光：「這個妹妹長得好漂亮喔！」「長大以後一定是個大美人！」爸媽的朋友偶爾也會說：「妹妹將來可以上電視當明星！」小學五年級的時候，班上曾有三個男生爲了博取她的好感而大打出手呢！上了中學，綺綺出落得更加標緻，因此經常有收不完的情書、三不五時被本校或他校的男同學跟蹤、或打電話到家裡來邀約出去玩。進了大學，綺綺的男友更是一個換過一個，可是她交男友的心態和一般女孩不同，充其量所交往的男生，不過都被她當成滿足物質欲望的工具。

天生麗質的身材和臉蛋，從小就不斷受到別人的讚美，讓綺綺養成了一股驕傲的優越感，她知道自己的條件比一般女孩高出太多，同時也很明白光憑這點，就能讓她得到她所想要的東西。「男人嘛！只要妳順了他的意，他就能夠滿足妳的虛榮心。」這句話是綺綺的座右銘。追求綺綺的男人很多，她也很有手段地讓那些男人在第一次約會時，心甘情願地砸下大

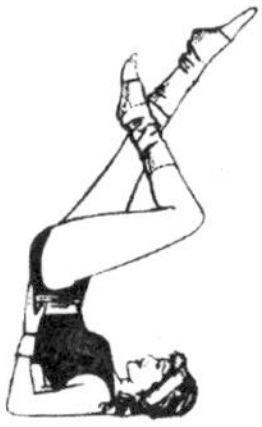

把銀子選擇高級餐廳，讓她享受尊榮的美食招待。或者是走進高級精品店，讓男人心甘情願地刷卡簽下綺綺購買衣服、飾品的帳單。

這次綺綺眞的栽了一個大筋斗。大三那年，認識了外系一位有富家少爺之稱的信豪，信豪長得高瘦清秀、文質彬彬，加上家境優渥，是學校名人排行榜上當紅的大帥哥。綺綺原本以爲甩了上一個男友，換上了更多金的信豪，生活可以有人供應無虞，想不到信豪看起來慷慨大方的外表，實際上卻是個用錢節儉的鐵公雞。雖然他們這對情侶的外貌組合，被同學封爲全校最登對亮麗的絕配，可是由於兩人對金錢使用的價值觀不同，信豪越來越看不慣綺綺把他當凱子耍的態度，最後終於移情別戀了。信豪另結新歡的消息，綺綺還是透過第三者才知道的。

一向自以爲在情場所向披靡的綺綺，實在承受不了被甩的嚴重恥辱，深受打擊的她，於是開始放縱自己，成天拼命狂吃東西洩憤。沒想到這樣連續經過了半年，綺綺的身材竟然完全走樣，多了十五公斤的贅肉！

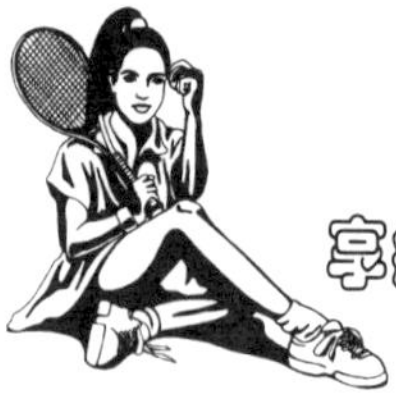

享瘦30

——瘦身狂想曲

變成胖妹的綺綺，當然不再像從前那樣亮麗出色，可是也不像一般的胖子，給予別人醜陋癡肥的印象，畢竟她是一副美人骨架出身，身材比例是不會變的，而膚質、臉蛋依舊光滑如昔，只是多出來的贅肉，讓從前有優質美人之稱的封號從此埋沒谷底。朋友們拿出綺綺從前的照片，都會忍不住大嘆可惜。

新的學期開始，學校破天荒要舉行校園美女選拔比賽。當聽到「選美」兩個字，綺綺整個容光煥發了起來。這是她與生俱來的自信與優質條件，怎可錯過這個出頭的大好機會？綺綺注意到，許多像孫燕姿、蔡依林這類的女孩，瘦得前胸貼後背，該胖的地方胖不起來，活像個打扮得光鮮亮麗的非洲難民，一點曲線也沒有。當什麼少男殺手？她們只是瘦而已。要談美麗性感，要比男人緣，哼！比起從前的我，還差得遠了！此外，還有不少臉蛋漂亮的女孩，只可惜身材不好，不是體型稍微太胖，就是全身胖瘦的比例不平均。這樣的女孩想參加校園選美，哼！壓根就不是自己的對手。

爲了徹底拋棄被甩掉的不愉快，爲了要讓所有的

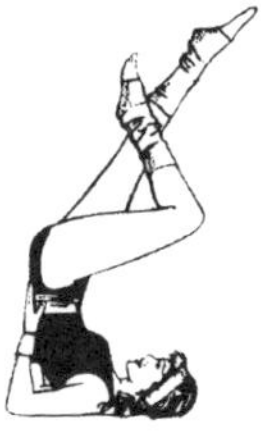

同學刮目相看，為了要證明自己的魅力還在，所以，綺綺決定好好減肥一番！她要恢復從前性感魔鬼般的身材，讓所有的男人看了為之傾倒。綺綺有絕對的自信，瘦下來的她，不但會恢復從前人見人稱羨的外表，而且還會變得更美麗。綺綺非常相信一句話：「天生麗質難自棄」。有人天生就是美人胚子，不用打扮就很漂亮，經過打扮則會驚為天人。有的人因為遺傳的關係，生得一副發胖的體質或肌膚粗糙、五官不出色，再怎麼做造型都沒有用。因為東施再怎麼裝扮，永遠比不過西施。這是綺綺具有無比信心贏得校園選美冠軍的原因。

東方女性的體型多半屬於上瘦下胖型，就是瘦身中心所謂的西洋梨型身材。這主要是受到遺傳的影響，加上現代人長時間坐在辦公桌前，很少起來走動，把屁屁和大腿都坐大了。這種局部性肥胖的人，雖然不是全身都胖，卻因為遺傳性體質與生活習慣使然，造成身材的走樣，要瘦下來也很困難。

其實，有些肥胖的女孩，她們的身材比例還不錯。只是因為身上不該有的贅肉太多，蒙蔽了一般人的印象。身材比例是與生俱來，不是靠後天的改造就可以改變。而太瘦的人，該胖的地方不胖，就會影響視覺的美觀效果。反倒不如長的像綺綺這樣，擁有完美身型的胖妹，只要經過徹底減肥雕塑，就能夠回復原來的大美人樣兒。

誰說胖子沒有資格參加選美比賽？只要妳自覺、或者身邊要好的姐妹們一致點頭通過，認爲妳的身材比例還不錯，這時候，千萬不要再猶豫，趕快去減肥來雕塑身材，一定可以讓妳擁有完全不同的感覺。瘦子身上無多餘的肉可以雕塑，就只能呈現這麼一副乾扁的身材。所以，認爲自己的身材還不錯的胖子，千萬不要自暴自棄，仔細檢視自己外型條件的優缺點，再來截長補短，只要妳肯大徹大悟、徹頭徹尾地改頭換面，保證減肥之後的妳，會比那些原本就是瘦子但身材比例不好的姐姐妹妹更美豔動人！

記得，瘦不見得就漂亮，須得天生擁有一副姣好身材，才有辦法瘦得漂亮。外表太胖的人，不要忽略了妳也許擁有一副天生的好身材喔！

理由十四　我要節省家中開銷

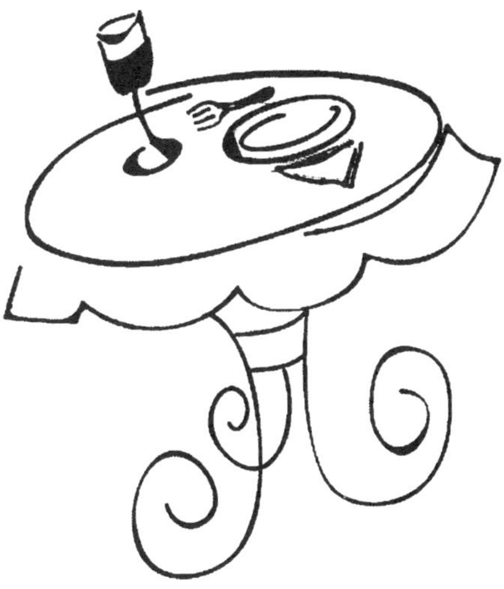

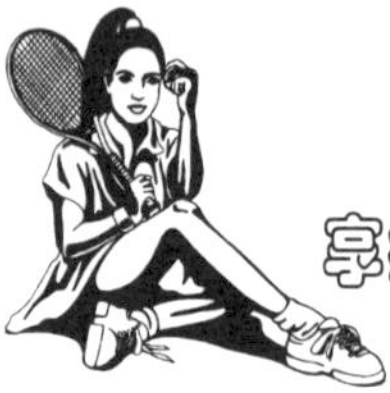

享瘦30

——瘦身狂想曲

王老闆今年三十八歲，從事工地建築業，性格海派，喜歡廣結善緣，身材超胖，挺著一顆圓鼓鼓和女人懷孕七個月差不多的大肚子，加上他總是笑容滿面，所以人稱「彌勒佛」。

王太太對自己老公的個性實在有嘴說到無沫，勸也勸不動。因爲王老闆除了和客戶談生意，跑到酒店去應酬也就算了，還經常三不五時主動約了一干子換帖兄弟出去大吃大喝，而且每次都是他搶先付帳，一個月下來，家裡的交際應酬費就占掉家庭總支出的三分之二。

「作生意必須應酬我無話講，應酬多少要喝酒，那是一種商場文化型態，這也就算了。問題是大家只會拼多，不敢喝少。」王太太搖搖頭繼續說：「在那種情況下，大家都爲了爭面子，不停地將一杯一杯的酒猛往肚裡灌。你們看看他，結婚前就已經很胖了（因爲嗜吃美食），現在結婚以後，又變得更胖，難看死了！再加上他又三天兩頭出門找朋友聊天聚餐，每次都吃得很豐盛，好像家裡沒有我這個老婆一樣。我常

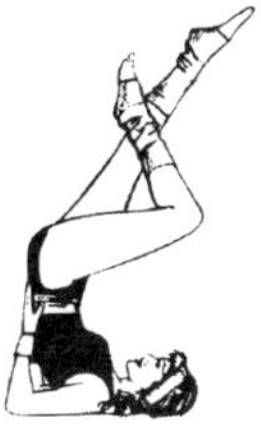

常提醒他，希望他能節制一點，可是他就擺出一副『妳到底在說什麼，我都聽不懂！』的死樣子。你們看看，家裡光是爲了支出這些沒必要的交際應酬費，每個月要白花多少冤枉錢吶！眞是氣死我了！可是怎麼說也沒用！唉！怎麼會嫁到這種老公！」

我們對王太太的抱怨充滿同情的眼光。有的人每月必須支付「不得不」的必要大開銷，例如房貸、投資理財的存款等等。可是王老闆將請朋友大吃大喝視爲例行公事。朋友一多，手頭花費就跟著水漲船高，他也絲毫不知控制。若將這些「非必要性」的支出節省下來，老早就可以買到一輛高級的進口車了！不光只是這樣，其實王太太的不滿還有後續原因。

原來他們的兩個小孩小明和小華，都遺傳到王老闆的性格——嗜吃（幸好不是非極品不可的美食），而且可以爲了滿足口腹之慾，不惜將身上的零用錢花光光，根本不管自己口袋已經沒錢坐公車回家，或是準備繳學校的營養午餐費和課後輔導費。用錢不知節制的行爲，和老爸一模一樣，實在令王太太大感無奈。

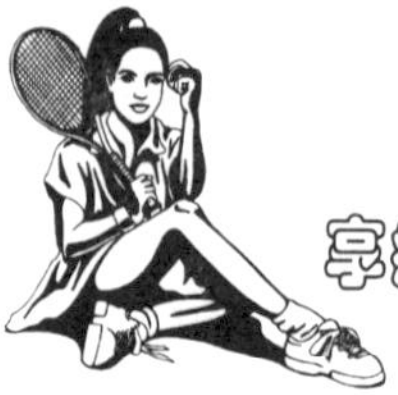

享瘦30
——瘦身狂想曲

每天早上兩兄弟上學途中，會沿途品嚐附近早餐店的內容，今天是豬柳堡薯餅配咖啡牛奶，明天換成飯糰油條蛋餅加豆漿，後天變成肉圓海產粥和三明治。老師原先還以爲兩兄弟的媽媽沒空作早餐，讓小孩吃外食，其實他們在家早就吃過了。

放學後回家路上的小攤販更多了。小明和小華每天手不離零食，邊吃邊玩走回家。弟弟嘴裡嚼著香雞排、手裡拿著大杯珍珠奶茶，哥哥吃著小籠包、手中提了蔥油餅和臭豆腐。兩人還說明天下午要吃滷味熱狗和鹹酥雞，喝麥當勞的大杯漂浮可樂。這一路吃下來，兩人的肚子竟然還有容納的空間，晚餐依然照吃不誤。

這種情況下，王太太要阻止也不是，不阻止也不是，畢竟按時吃正餐是很重要的一件事。

看到王老闆父子三人爲了吃，不惜花錢如流水，不但把身體弄得圓滾滾，坐在客廳看電視就像沙發上擺了三尊彌勒佛一樣。在用錢不知檢點的情況下，身爲家庭主婦的王太太，必須爲全家經濟大局著想，目

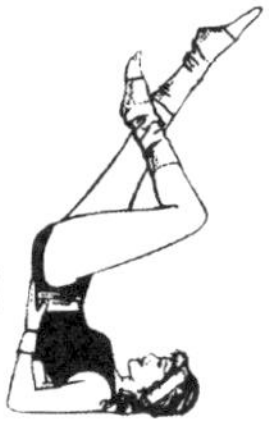

前景氣越來越差，鈔票越來越不值錢，家中的房貸尚未繳清，小孩以後唸書的教育費用越來越高，反正林林總總的開銷，都需要用上爲數不小的費用。錢，是很重要的東西，它雖然不是萬能，可是沒有它，萬萬不能。在家計支出龐大的情況下，總不能眼看著老公辛苦賺來的銀子，就這樣白白送給餐廳老闆和路邊攤。而且，對於老公和兒子過於肥胖的體型，王太太實在很擔心，他們的健康遲早會出問題。於是，王太太展開「少花錢就是多存錢」的方式，限制老公和兩個兒子的用錢。

　　這種方法實施了一年，果然家裡的開銷減少許多，轉成儲蓄的金錢增加了。而且，令人興奮的是，王老闆和小明小華的身材，因爲少了大量垃圾食物的吸收，體型不再像懷孕好幾個月的孕婦，父子三人不需上健身房，就可以輕鬆減下十多公斤的贅肉，給人的感覺也清爽、健康多了。

　　不少有錢人，是朋友眼中的鐵公雞，像守財奴一

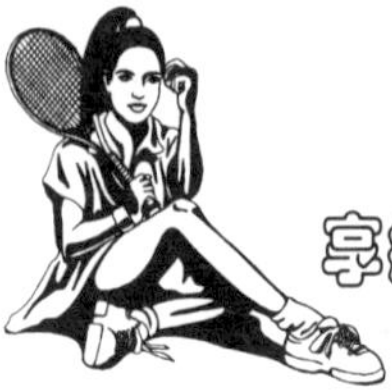

樣把錢看管得緊緊的，明明不缺錢，也不肯隨便亂花錢。其實，這種人就是因為有一毛不拔的個性，才容易將錢財留守得住。根據這個道理，我們是不是該仔細檢討一下，平時身上的錢都花到哪裡去了？很多人都會覺得，花錢容易賺錢難。明明也沒有花什麼大錢，可是不到月底荷包就空掉了，怎麼想也想不出來這些錢到底花到哪裡去了。其實，花錢的數目是積小成多，日漸累積而來的。舉例來說，平時我們在外頭用餐、出門搭計程車、坐捷運，和朋友逛街、逛夜市，這些行為中，就已經不知不覺得地把錢花掉了。如果有些人還有特殊的消費習慣，例如固定吃零食、吃宵夜、買衣服鞋子香水等嗜好，那麼所花出去的錢可就兇了。

愛吃又想減肥的朋友，不妨利用王太太省錢的招術，省下你動不動就上高級餐廳、隨便買零食的消費習慣。如此一來，不但可以減肥，讓身材更加健康窈窕，在你不亂買東西吃的同時，就可以將金錢節省起來，減少生活上不必要的開銷。

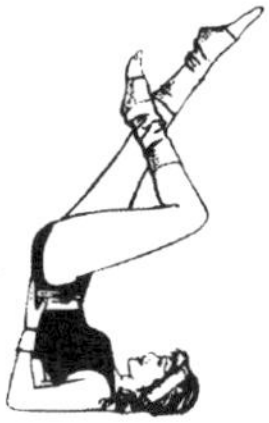

換句話說，習慣吃零食、經常上餐廳的人，他們並沒有注意到這樣的消費行爲，其實是由日積月累的小錢堆積而成，小錢堆多了就成了一筆不算小的開銷。人的習慣要改變很困難，因爲羅馬不是一天造成的，但是爲了使荷包不再乾扁，增加家中財富的收入，你就必須改變自己愛買東西吃的消費習慣。用減肥的理由來改變你的消費習慣，其實是一舉兩得的一件事。

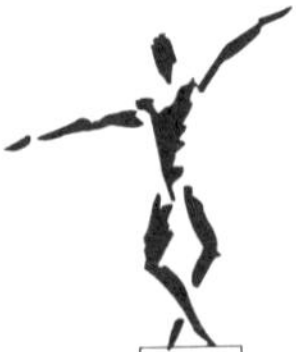

理由十五　我要氣死胖子

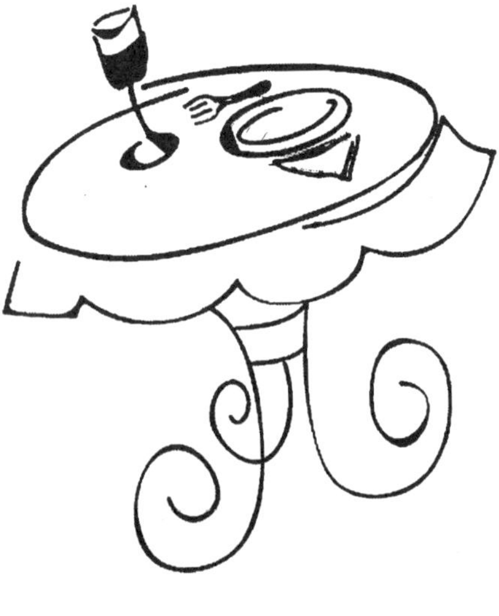

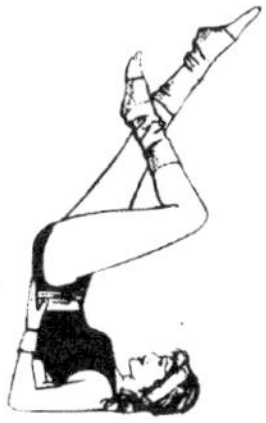

黃媽媽天生就是吃不胖的身材，即使生過三個孩子，年近五十，依然苗條如昔，未婚前的衣服還是拿來照穿不誤。偏偏她的兩個女兒小娟和小玲沒有遺傳到她的好基因，身材和她們的爸爸一樣，不但皮膚黝黑、骨架粗壯，連身材也很胖，簡直像個男人婆。可是老二是個男生的小豪，外型卻和黃媽媽一樣，膚質細白、身材纖弱，一副秀氣斯文的書生模樣。黃家三個小孩的身材，常常是左鄰右舍取笑的對象：「喲！養豬不肥肥到狗！」意思就是說，該胖的人不胖，不該胖的反而胖啦！

雖然黃媽媽年近半百，還是很愛漂亮，經常上百貨公司東逛西逛，看看有沒有新型時髦的衣服可以讓自己看起來更美麗。黃媽媽最喜歡拉著兩個女兒陪她一起買衣服，而這點，卻是小娟和小玲最苦不堪言的事。因爲胖的人心裡都有自卑感，百貨公司裡的服飾最多了，當各式各樣的衣服在妳面前晃來晃去，而妳卻連一件也不能穿的時候，只會加深妳對這個地方的厭惡，同時也會打擊到自信心。

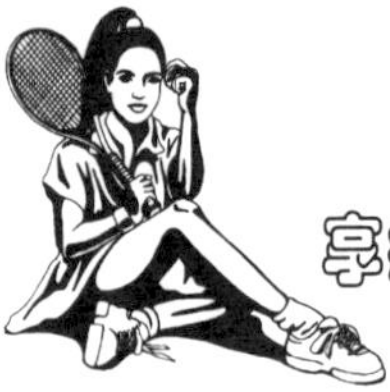

享瘦30
——瘦身狂想曲

胖的人外表看起來總是比較老氣。當黃媽媽的腳步和眼神停留在她中意的專櫃面前，準備試穿衣服的時候，站在兩旁不知所措的小娟和小玲，總會被店員誤以為是黃媽媽的好朋友。——這年齡也差太多了！兩姊妹眞是哭笑不得。經過解釋以後，店員才很不好意思地替自己解危：「很多女兒都是長得像爸爸啦！」當黃媽媽站在鏡子前面看著套在身上的新衣，她的表情是越來越快樂，因為中年婦女最害怕的小腹和大屁股、水桶腰，她都沒有。連店員都忍不住對小娟和小玲讚美道：「媽媽的身材眞好！」偏偏這句話正打中了黃媽媽的心坎，聽得她開心得不得了，便回答說：「是啊！我的身材就是吃不胖！」完全無視於兩姊妹一臉坐立難安的尷尬表情。

每次逛完百貨公司回家，手中的戰利品幾乎都是黃媽媽一個人的。黃爸爸看到兩個女兒總是兩手空空，忍不住會勸老婆，下次出去的話，記得要幫女兒挑選幾件像樣的衣服，小娟和小玲今年一個二十、一個二十三，總不能叫兩個花樣年華的女孩每次出門都

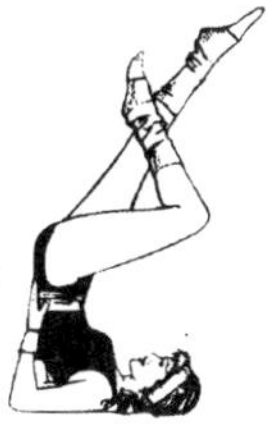

穿著T恤、牛仔褲配球鞋吧！可是心直口快的黃媽媽卻一點也不替女兒辯解：「誰叫她們那麼胖？穿什麼都難看！」這時候黃爸爸只好很委曲地說：「好啦！都是妳有理。誰叫她們的身材像我？可是妳也不要一次罵到三個人嘛！」

「妳們兩個呀！每年情人節都窩在家裡，媽媽看得都礙眼！」當黃媽媽看到兩個女兒舒服地坐在沙發上邊看電視邊吃零食的樣子，心裡就有氣。「吃！吃！吃！就只知道吃！都沒人要了還吃！」「小娟妳已經大二了，應該準備交男朋友了，不要像妳姊姊一樣，現在出社會一年了，連個男朋友都沒交過！」「小娟妳是聽到沒有？不要到時候我還得多收留一個老姑婆！」黃媽媽一張利嘴，一次罵到兩個人，氣得小娟和小玲大吼：「誰叫妳把我們生得這麼醜？！」

可是若換作黃媽媽舒服地坐在沙發上邊看電視邊吃零食，就是連黃爸爸也不敢向前數落，因為黃媽媽有理由說：「做完家事休息一下有什麼不可以？」而且她也不擔心吃太多會變胖，因為「我本來就吃不

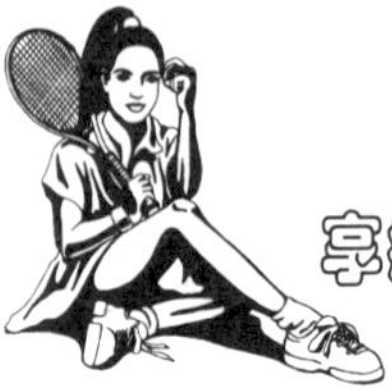

胖！」就算吃了太多，身材走樣，「我還是可以輕鬆瘦回來！」黃媽媽會這麼自得意滿地回答！

上個月，黃媽媽對家人放話，說她要減肥。「有沒有搞錯？妳要減肥？」黃爸爸滿腹狐疑。「沒錯！我就是要減肥。」黃媽媽義正嚴詞地說。「妳要把我們氣死嗎？」小娟和小玲直覺媽媽的用意另有企圖。「嘿嘿！我就是要氣死你們這群胖子！一個月以後大家等著瞧！」

一整個月，黃媽媽每天跑運動場，結果竟然瘦了兩公斤。讓小娟和小玲更加感覺到，上天對媽媽實在太偏心了！爲什麼不胖的人想瘦很容易，胖的人想減肥卻比登天還難？看來，戰勝以後的媽媽，講話一定更得理不饒人，兩姊妹未來的日子，還是得在冷嘲熱諷中度過。

減肥，是不退流行的全民運動。對肥胖的人來說，因爲長久以來養成的生活習慣，在一時之間突然更改，實在是一件很痛苦的事，所以，想要達到減肥

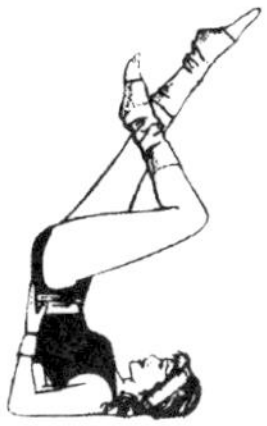

的目標，通常是心有餘而力不足，套一句很久以前的減肥廣告詞：「我是個有恆心，沒毅力的人！」但是上天似乎是偏心的：本來就不胖的人，想瘦下來似乎不是一件難事；應該徹底改造身材的胖子，要瘦卻很難！這不是沒有道理的事，就醫學的角度觀察，因爲每個人天生的體質不同，所以會造成後來體型上的差異。

就消化吸收而言，有些人的吸收能力特別好，吃什麼就吸收什麼；而有些人的吸收能力只達到進食的百分之六、七十。也就是說，拿出相同份量、相同熱量的食物，給消化吸收能力不同的人來吃，就會產生不同的吸收結果。也因此會有人大嘆自己明明吃的不多，爲什麼還是那麼胖，瘦也瘦不下來；有些人即使很會吃，可是身材依然苗條不會變胖。就是因爲每個人體內對食物消化吸收的能力並不相同。

此外，還有所謂「基礎代謝率」的問題。基礎代謝率就是一個人維持身體基本消耗時所需消耗的能量。什麼是人體的基本消耗呢？就是呼吸、脈膊跳動、器官運作等等所需要消耗的能量，亦即，指的是人體在靜止時所需要消耗的基本能量。基礎代謝率大的人，體內的基本消耗就大，比較不容易發胖。而胖子的基礎代謝率通常都很低。這也就是爲什麼醫生要提醒民衆多運動、增強體內代謝的原因了。

理由十六　我不要讓咪咪成爲矚目的焦點

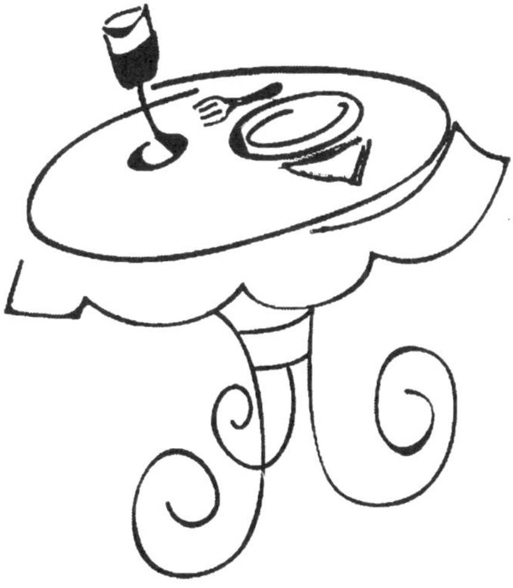

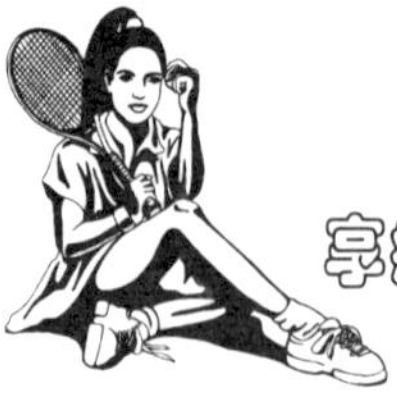

享瘦30

——瘦身狂想曲

人一胖，全身每個部位都跟著胖，尤其是身材屬於上半身胖下半身瘦的人，即使她的胸部並沒有太宏偉，也會給人咪咪很大的錯覺。小琦就是這樣一個海咪咪型的女孩。

身爲海咪咪的小琦，動作總是特別小心。一來得隨時注意展開雙臂、輕鬆懶腰的姿勢，以免遭到旁人的指指點點。二來要謹防動作太大，以免襯衫胸前的鈕釦會被撐開。穿著襯衫，不僅容易春光外洩，前胸的釦子，總是特別的緊，弄得胸口幾乎窒息。所以小琦除了上課制服以外，都不敢穿襯衫出門。這也造成小琦買衣服處處受到限制，其她女孩的困擾是在下半身比例較大，買不到適合的褲子和裙子；她的苦惱是連身裙由下往上拉，會在胸部地方卡住。

小琦一向具有守時觀念。因爲她有一次不愉快的經驗：與人相約，在家裡拖拖拉拉，到最後不得已用跑的衝出門，而跑步時候那種波濤洶湧、上下起伏的畫面可壯觀了。結果讓當街許多陌生的男人用邪惡的眼神不停地打量她的胸部。

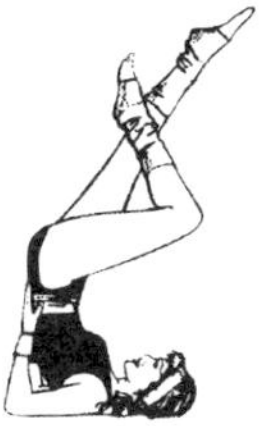

小琦的生活中，常有不少麻煩事出現。有時候自己一不注意，胸部就很容易撞到外物，製造了與別人身體接觸的機會。糟糕的是，就算她不撞別人，別人也會故意來撞她。大學時代與外系男同學聯誼，載她的那個男生心存不良，故意在下坡路段突然踩煞車，結果後座的她整個人都貼在對方背上，平白無故被吃了豆腐。

就業後小琦告訴自己，器度要和胸部一樣，要具有能夠承受別人開葷笑話、以及被人盯著看的雅量。男同事們嘴巴賤，喜歡用「木瓜牛奶」、「肉圃團」、「A片女主角」等名詞來開她的玩笑，且有事沒事就會往自己身上瞧。走在路上，不論男女，只要看到她的胸部，都會很自然地多關注兩眼。不但如此，小琦碰上色狼的機會，遠比一般女生高。只要行經老人聚集的公園，就會發現身旁有好幾雙色瞇瞇的眼睛，目不轉睛地盯著她看，露出一副卑猥的表情。

小琦回想起她的學生時代，有一次低著頭走路，沒留意前方有個騎腳踏車的老頭子，迎面朝她而來，

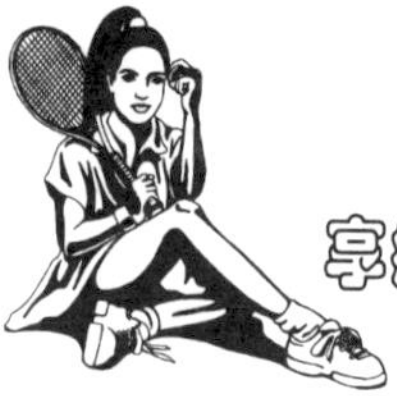

冷不防伸出手來對著她的胸部重重地抓了一把，害得她回家頻頻作嘔。有很久一段時間，她都一直很努力地忘掉不愉快的經驗。

還有一次更誇張，小琦獨自站在Starbucks門口等朋友，突然有人從背後拍了她一下，本來以爲是遲到的朋友故意逗她，回頭一看竟然是位陌生的怪叔叔，長得一副猥褻的模樣，把她嚇了一大跳。這也就罷了，那名怪叔叔居然開口問她：「小姐，讚喔！多少錢？」小琦頓時又羞又氣，想要破口大罵，卻又怕對方會惱羞成怒，對自己做出不利的動作，只好羞憤地含著眼淚離開。

最令小琦難過的是：很難買到適合自己的內衣，更不用說選擇自己喜歡的內衣了。在內衣專櫃，小琦最常聽到的一句話，就是小姐對自己說：「很抱歉喔！我們的內衣沒有做到妳要的size。」女孩子的內在美也是一門高尚的穿衣哲學。穿什麼款式的內衣，就展現什麼樣的風格和效果：標準型的純色棉質內衣，感覺清純質樸，最適合學生的形象；絲質半透明的內

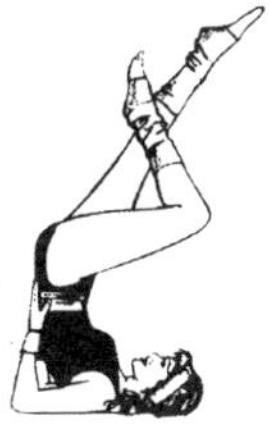

衣，雙峰若隱若現，最適合點燃愛侶之間的情趣；在肩帶上做變化的內衣，能夠吸引年輕女孩，象徵青春活潑的氣息。小琦爲了避免咪咪看起來更偉大，只能選擇沒有鋼絲的內在美，這類型的內在美通常平凡得可以，造型乏善可陳。型錄裡頭模特兒穿的小衣衣，造型時而浪漫、純潔、大膽、野豔、性感，都只能讓小琦望之興嘆。「爲什麼廠商忽略少數消費者的需求呢？胸部大的女生也有追求咪咪美麗的權利呀！」小琦時常這樣想。

打從青春期以來，小琦就因爲胸部太大而造成日常生活諸多的困擾，雖然與她要好的姐妹淘常喜歡對她唱一首台語歌：「誰人跟我比？」但是波霸身材並沒有帶給她些許自豪的成就感，反而讓她更加看清楚男人的本「色」。

「波小還可以用海綿厚的罩杯撐起來，波大卻怎麼藏也藏不住。」這是小琦的心聲。

女性胸部的內在結構是由脂肪所形成，一般身材

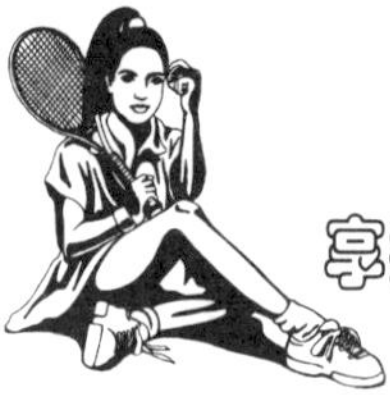

胖胖的女孩，往往會給人「胸部很大」的錯覺。其實，許多胖女孩只是因為胸圍比別人大，加上脂肪較多的緣故，穿上內衣，將多餘的肉肉全部都集中起來，因此給別人誤會成胸部大。這也就是為什麼有的人體重增加之後，胸部會跟著變大；一旦瘦了下來，胸部就會變小的原因。

像小琦這樣，身材是上身胖下身瘦的女孩，更容易讓別人產生她的胸部特別雄偉的錯覺，因為她上半身的脂肪細胞比較活躍，一旦她身體發福起來，首先胖的部位，就是上半身。雖然每個女人都希望自己擁有一雙豐滿的胸部，以展現性感的女人味，但話說回來，胸部太大，的確會造成當事人日常生活中極大的困擾，包括不能選擇緊身上衣及有釦子的襯衫、動作不能太大免得撞到別人或是走光、經常被吃豆腐、被別人另眼相看、甚至容易遭到色狼的侵襲，所以，為了自身的安全，太晚的時間不宜外出、不要一個人行經不安全的地方……，諸如此類的顧慮。總之，會這麼做都是為了儘量避免讓咪咪成為受人矚目的焦點。

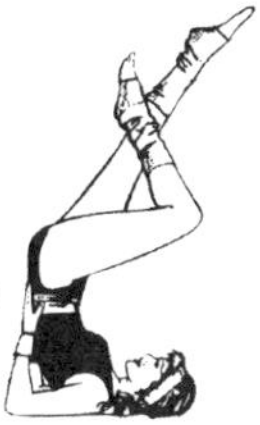

太胖的女人，爲了讓自己的生活過得不那麼麻煩，設法將胸部變小，也是減肥的一個理由之一喔！只要妳瘦下來，胸部脂肪就不再那麼多，咪咪的尺寸就會縮小。到時候，妳就不需擔心自己的海咪咪會成爲讓人矚目的焦點了。

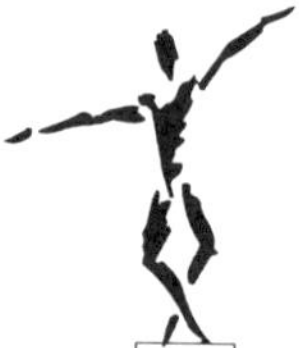

理由十七　我不要越來越肥

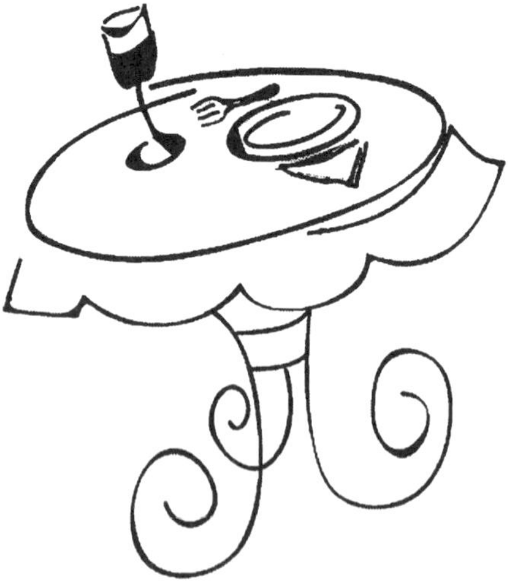

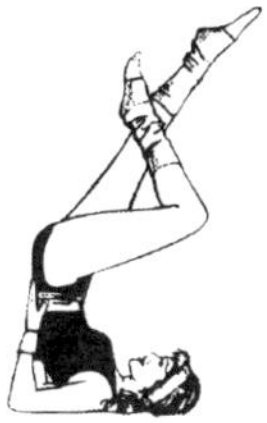

王太太是個不喜歡下廚的新時代職業婦女。爲什麼不喜歡下廚呢？她的理由是：一來從小就對廚藝沒興趣，也完全不在行；二來因爲自己是個工作忙碌的上班族，早餐根本來不及準備，到了傍晚下班回家的時候，身體早就已經疲憊不堪，哪裡還有什麼心情和體力再去煮頓晚餐？王太太總是認爲：夫妻兩人白天都得上班，忙碌了一整天，回到家都累得不得了，憑什麼洗菜煮飯的工作非得要落在女人身上？男人說，出門在外打拼是件非常辛苦的事，但換個角度想想，難道職業婦女就不辛苦了嗎？中國最大男人主義的孔老夫子曾經說過一句話：「君子遠庖廚。」言下之意就是把全天下的女人都視爲小人囉！要女人頂著「小人」的名聲，來做飯給「君子」般的大男人吃，呸！這算哪門子道理？爲什麼不來個角色互換，看看那些臭男人們願不願意？！

幸好，基進派女性主義的王太太，嫁了一個對她這樣的觀念沒有什麼意見的好老公，不會堅持要她非得進廚房打理三餐不可。也因此，新婚一年的王氏夫

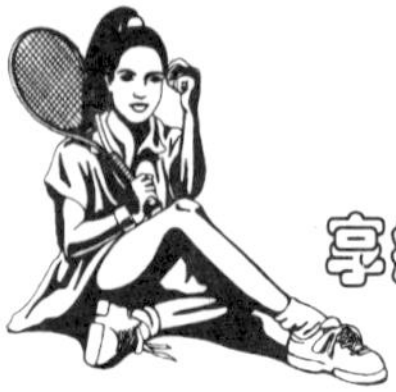

婦，一星期當中有五、六天都是吃外食，而他們家的廚房，到目前為止，還保持在乾淨整潔鮮少使用的狀態。

吃外食對忙碌的上班族而言，是最方便省時不費力的解決正餐方式。但是王氏夫妻兩人對於外食的內容，絲毫不重視。想想看，每天早上趕著上班，早餐根本來不及做，都是在公司附近的便利商店隨便買個三明治或飯糰，再配瓶牛奶或果汁，就打發了。中午則是訂便當來吃，便當的內容，不外是雞排飯、豬排飯等配有炸肉的主餐。到了晚餐時間呢？在懶得煮晚餐的情況下，夫妻兩人除了在外面吃套餐以外，最常去消費的，就是他們認為可以「撈本」的「吃到飽」餐廳了。在吃到飽餐廳裡，不怕你吃不完，就怕你不吃。因為裡面有無限量供應的生菜沙拉、甜點冰品、各式飲料，如果肚量大、胃口佳的話，可以坐在裡面慢慢耗，當然，消費是不變的，吃得越多，你就賺得越多啦！而且，這些吃到飽的餐廳，為了因應景氣低靡的環境，抓住消費者的心，所以消費也很平價，如

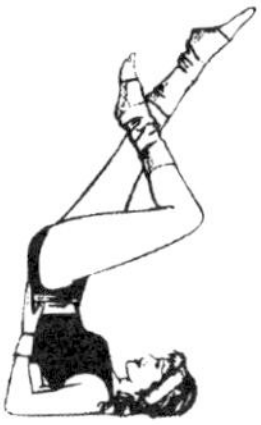

此一來，客人樂了嘴巴，飽了肚子，怎麼會不好呢？實在是太划算啦！

王太太以工作太勞累為理由，不想下廚作飯，所以週一到週五晚上，夫妻兩人相聚的時間，都是吃外食。這也就算了，可是連週休二日的休假天，如果王太太又沒心情煮飯，而王先生這時若要求老婆進廚房「洗手作羹湯」一下，王太太也會擺以臭臉相對，說：「是你要吃的東西，為什麼要我來煮？」「你們男人就是這麼自私的動物！」可憐的王先生，雖然不諳廚藝，也就只能自己動手勉強做出一些口感不佳的食物，隨便打發一餐了。其實說穿了，根本就是王太太自己懶惰，不想下廚嘛。

就是因為夫妻兩人經常吃外食（又特別喜歡上吃到飽餐廳）、不注重營養均衡的結果，結婚才一年不到，兩人的體重，雙雙各增加了十公斤，看起來就像一對中年發福的夫妻。有一天，兩人大學時代的好朋友小陳登門來坐客，將近一年未見面，心直口快又粗線條的小陳，見面的第一句話，就是「喔！看來你們

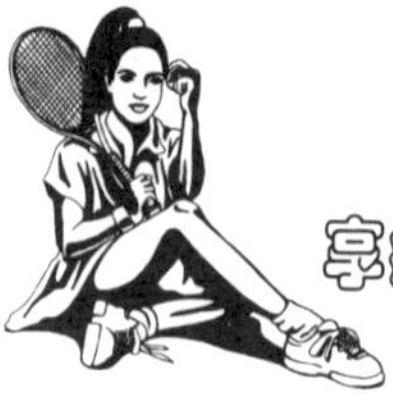

小倆口的日子過得非常幸福美滿喔！小王，你看你，都發福了！」這還不打緊，小陳看到王太太一身臃腫的身材之後，接著繼續說：「嫂子呀！恭喜妳喔！什麼時候要當媽媽？」還半開現笑地責怪王氏夫婦為什麼沒有把懷孕的喜訊告訴他。當場令王氏夫婦的後腦勺冒出三條斜線，尷尬不已。

現代人的生活十分忙碌，為了工作，三餐不正常或外食，是常有的事。但外食中的便當，通常是一份油炸的主餐（如雞、豬、魚排）配上少得可憐的蔬菜，長期吃下來，容易導致營養不均衡，因為脂肪膽固醇太高，而纖維質過少，加上運動量缺乏，身材不會發胖才怪！

許多吃到飽的餐廳，價格平實，不用花大錢就可以讓消費者盡情地狂啖美食，愛吃多少就吃多少。事實上，業者看準了消費者的肚量有限，再怎麼吃，都不可能將餐廳吃垮，即使上門的每個顧客，都是超級大胃王，他們也不怕，因為他們早就算計好了，專門

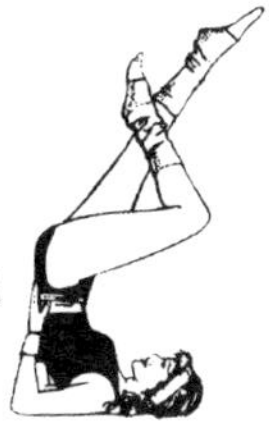

挑選成本便宜的食材，讓顧客享用，怎麼會賠本呢？倒是消費者，爲了一個「吃撈本」的心理，不停地大吃特吃，把腸胃弄壞了不說，所吞進肚子裡的熱量，也高得驚人。根據醫學研究指出，速食店裡的一份香雞堡，熱量約是700卡，吃下它，需要連續不停地跑步一個小時，才能夠將熱量消耗掉。而吃到飽餐廳裡的冰淇淋、咖啡、奶茶、生菜沙拉，都是熱量驚人的食物，或許你會不以爲然：生菜沙拉哪來的熱量？其實沙拉是用沙拉油打泡製作而成的，熱量可高了呢！就算你不吃沙拉，你必定也吃了其他大魚大肉等主食，而且淋在肉上的每一樣醬汁，都是致胖的元凶。換句話說，一頓「吃到飽」的晚餐，其所吃進肚子裡的熱量，約是便當的二至三倍，或相當於十份香雞堡而不自知呢！

爲了不要使身材越來越肥，少吃外食，多在家裡自己料理吧。自己煮的食物，比較能夠掌握食材、調味，不至於吃得太油膩，對健康也有好處喔！

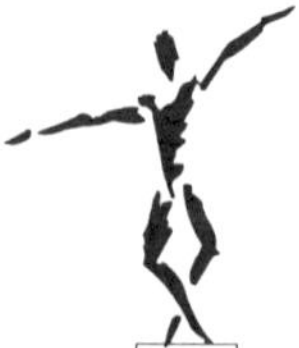

理由十八　我不要讓垃圾食物反撲

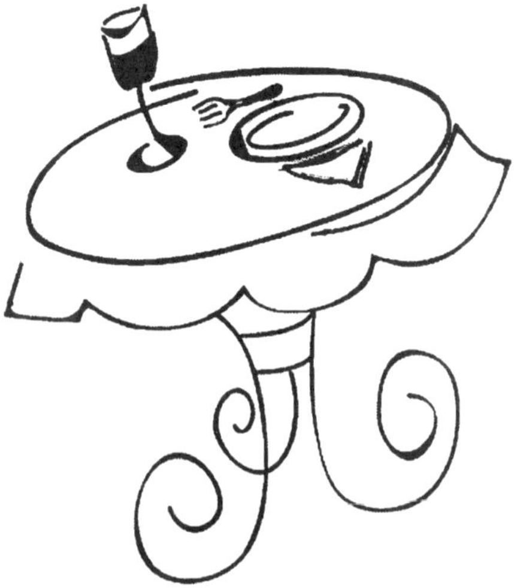

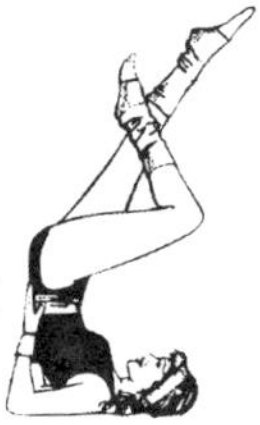

速食店裡，出現炸雞和薯條的對話。

炸雞對薯條說：「我很不甘心！」

薯條：「爲什麼？」（一臉疑惑）

炸雞：「不甘心就這麼莫名其妙地死去！」

炸雞：「我的壽命原本應該和土窯雞、放山雞一樣，至少能個活一年半。可是現在只有三十七天！」（表情忿忿不平）

炸雞：「人類自從發明了那些勞什子速食餐廳以來，我們的存在，就完全只在滿足人類的口腹之欲！想當初，這些速食店只不過在美國本土經營，想不到生意越做越大，沒多久竟然遍佈全世界。人類對我們的需求也變得越來越龐大，我們雞仔一年半的生命來不及供應他們一張張貪婪的嘴，於是他們不斷地做研究，積極改造我們的基因，最後他們成功了，終於製造出我們這群從出生到長大只有三十七天的無毛雞。」

薯條：「人類眞是世界上最自私的動物！」（開始同情炸雞起來）

炸雞：「當無毛雞是很辛苦的。我們沒有眼睛，

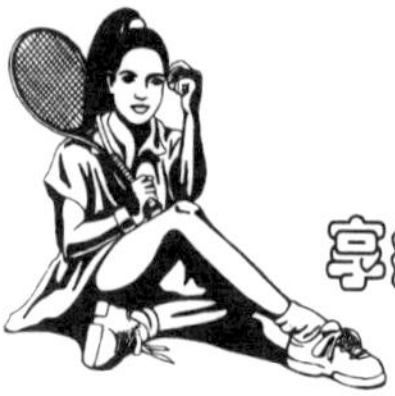

只負責被餵就好；翅膀是萎縮的，方便折成炸雞翅；腳不良於行，反正也不用行，因爲我們被關在密度很小的養雞場裡，每天被人類強餵抗生素和荷爾蒙。這種怪飼料讓我們長得特別快，人類看時機成熟了，就把我們送去做成雞塊和雞腿堡了。」

炸雞：「我們不甘心一生下來就畸型！不甘心這麼夭壽短命！不甘心生存待遇比放山雞、土窯雞還不如！」

薯條：「我們也好不到哪裡去。我們本來是西方人的主食，可是現在有了速食連鎖店，人類對我們香香酥酥的體味鍾情不已，所以我們在全世界都大受歡迎，於是人類更加大量種植我們，並且不斷地噴灑農藥，要求我們趕快長大，所以我們的身體沾滿了化學物質。我們在運送的過程中，有的會被壓壞，有的根本就品種不良，但是最後都會被混在一起打成肉泥，裹上麵粉，這樣人們就吃不出好壞了。我們簡直活得莫名其妙、活得沒有尊嚴。」

炸雞：「原來你們馬鈴薯也一樣啊?!」

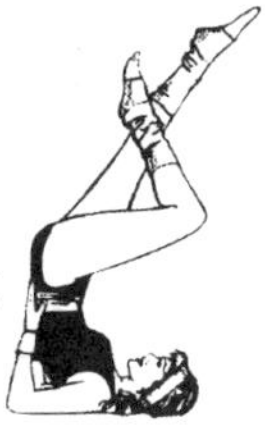

著條：「同是天涯淪落人，相逢何必曾相識。人類這樣對待我們，必定會遭到惡有惡報的下場。」

炸雞：「說得沒錯！人類把我們炸得香脆可口，我們就把身上的熱量和油脂殘留在他們的體內，堵塞他們的血管，讓他們埋下中風、心臟病、高血壓的病根。」

著條：「還有一個以齊人之道還治齊人之身的重點沒說，那就是我們都是吃營養劑和農藥長大的，人類吃了我們，就等於吃下了荷爾蒙、抗生素，那鬼東西吃多了，不但會造成肥胖，體內器官也會提早成熟，換句話說，就是加速老化！荷爾蒙、抗生素一旦吞進了人們的肚子，便不容易排出體外，破壞體內正常細胞的運作功能，常常吃我們，就會導致罹患癌症的機率。」

炸雞：「眞想不到人類把我們製造成這麼有毒性的食物，反而讓他們自己吃虧。」

著條：「你知道人類怎麼稱呼我們嗎？」

炸雞：「當然知道啊！他們稱我們爲『垃圾食物』。眞是可惡！又愛吃我們，又看不起我們。」

著條：「聽說美紐約州的議員最近提出一個案

子，要對我們（即垃圾食物）課徵百分之一營業稅。」

炸雞：「這個風聲我略耳聞。議員說因爲美國人太愛吃我們了，結果出現越來越多的肥胖人口，因爲肥胖所帶來的各種疾病，大大增加了他們的醫療成本，因此要對喜歡吃我們的民衆課稅。」

薯條：「不管要課多少稅，都是人們自找的，這叫自作孽不可活！」

醫學界證實，薯條、漢堡、可樂、炸雞、霜淇淋，都是高熱量、多油脂的食物，油炸的東西吃多了，在人體會產生一種致癌物質，而且體內囤積了不該有的脂肪與熱量，將會種下心血管疾病的根源。油炸類食物吃了不容易有飽足感，會讓人產生還要再吃的欲望，不知不覺下，肚子裡便堆積了高熱量高脂肪的物質，血管不堵塞才怪！這些食品，因爲口感誘人，吃了會教人欲罷不能，幾乎沒有一個小朋友能夠抵擋得住它們的魅力，結果小胖子越來越多。

學齡中的孩子，特別是幼稚園、國小的小朋友，

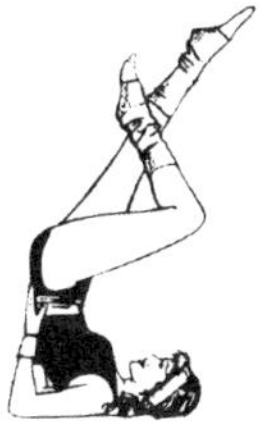

肥胖的比例越來越高，身體發育越來越早，小小年紀就有中風、腦溢血的徵兆。許多小朋友「禍從口入」而不自知，卻已經挺著肥嘟嘟的肚子，讓心臟負荷比常人還大的壓力，原因之一就是招惹到薯條可樂漢堡炸雞等垃圾食物。

我們說的垃圾食物，當然不是專指速食店所賣的東西，還包括零嘴（糖果、餅乾、豆乾、洋芋片等等）、飲料（汽水、果汁、酒類、碳酸飲品等等）、小吃攤的油炸食物（鹹酥雞、蔥油餅、天婦羅、臭豆腐等等）、滷味燒烤，還有我們外食的自助餐（有些餐廳的料理特別油膩、口味很重）……，這些食物都是導致肥胖的原因之一。

現代人爲了滿足口腹之欲而大量生產許多肉類、經濟型作物，加上加工方法不當，大量食用的結果，只會危害人體的健康，這就是垃圾食物的反撲。想減肥的人，應該考慮一下自己飲食習慣的正確性，才不致於吃出一身病。

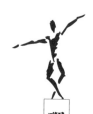

理由十九　我不要忍受不公平的待遇

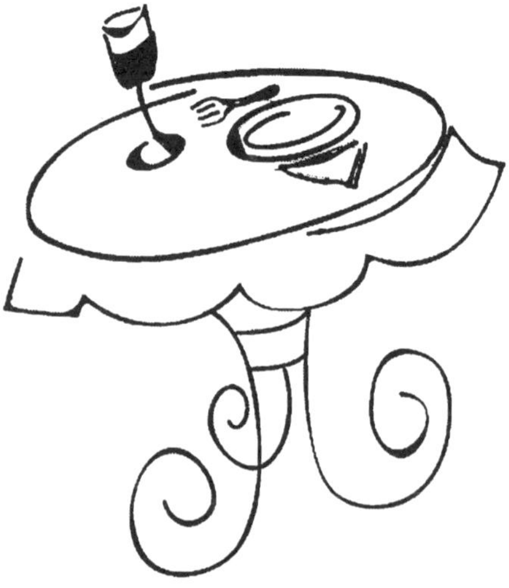

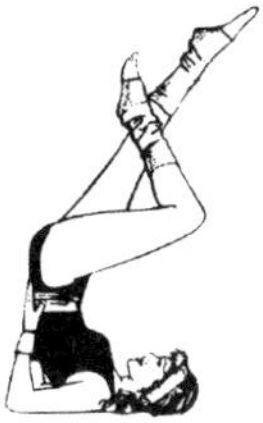

阿娟甩開小強琵琶別抱了。理由是，阿娟嫌小強的身材越來越胖，胖到已經令她產生礙眼的地步，簡直羞於見人。小強很難過，因爲他苦心經營三年的感情，換來的竟是這樣的代價。小強自認爲雖然外型不討好，但個性上卻沒有可以挑剔的地方。例如他對小娟，總是用心體貼地對待，小娟脾氣不好，常常鬧情緒，他卻能夠耐心地陪伴她讓她把氣發洩在他身上；小娟想逛街、看電影，小強都奉陪到底，雖然他並不喜歡出門，可是只要女朋友高興，他都心甘情願。小娟心情不好，他也陪伴在身邊，聽她傾吐心事。

可是小娟終究因爲面子關係，把小強也甩了，而且立刻找到一個外貌俊俏的帥哥。

「我很難接受，三年來的付出，最後的結局竟是零！我也不相信，對方對小娟會比我對她更溫柔體貼。」小強忍不住一邊想一邊流淚。「我知道自己的外表條件不如別人，可是我努力做到一個男朋友應盡的義務，她也應該感到幸福才是。」「難道這一切都是多餘？只因爲胖是不可饒恕的罪惡？」「難道身材肥胖

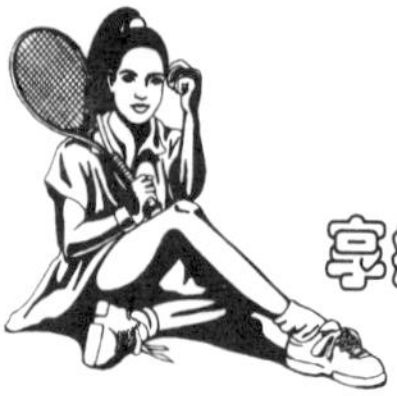

就得忍受感情上不公平的待遇？」小強越想越不甘心。但是沒有別的理由可以解釋，事實上小娟對小強的身材的確嫌棄過好幾次，身材太胖，成爲兩人感情的最大絆腳石。談感情這件事，一個巴掌拍不響，兩人當中有一方不想繼續玩下去，愛情就無戲可唱。而談感情很微妙的地方，在於當事人的心理，一旦萌生想分手的理由，什麼藉口都可以言之成理。所以，肥胖，理所當然成爲小娟離開小強的藉口。

不只是感情問題，胖子在許多方面都受到不公平的待遇。

某天，小強去搭公車，車內乘客不多，他挑了一個靠窗的位子，坐下去之後，才發現位子太小，自己的屁股太大了。爲了不讓自己爲難，便換到最後一排，至少可以讓屁屁舒服一點，左右兩邊都坐得到位子。後來車內乘客越來越多，乘客越來越往後擠，後排原本是五張坐墊的位子，被小強一坐，硬是變成了三張半。這時候，一對老夫妻擠過來，對著小強說：「少年仔，好心一點，下來換我們坐好不好？」哇靠！

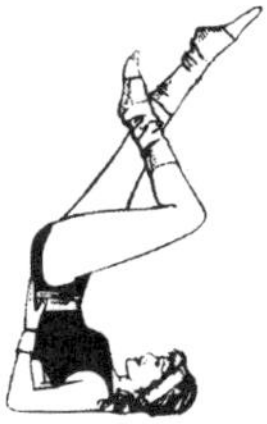

原來小強一個人占用了將近兩個位子，已經造成他人的不爽。但這也是沒辦法的事實，花了同樣的車票錢，小強硬生生占掉了一個半的座位，如果他不離開讓兩位老人家坐下來，加上公車上衆目睽睽的神眼，怎麼樣都說不過去。於是小強只好委曲地離開坐位用站的。站在越來越擁擠的公車上，突然小強聽到後方兩個女學生細小的說話聲：「那個胖子一個人就占掉這麼大的空間，好想叫他下車喔！」「對嘛！司機應該叫他買雙人車票才對！」

「唉！難道我胖又有錯了？」聽到旁人的奚落，小強早已面紅耳赤、尷尬萬分，眞想趕快跳下車。

還有一次，小強到銀行辦理存款。排隊時候，看到銀行小姐正在處理他前面那位男仕的業務，態度是親切和藹、笑容可掬，小強心底不禁覺得：這家銀行行員的服務態度眞好，應該給它加滿分。不一會兒，輪到小強了，卻只見小姐收起了笑容，然後慢條斯理地喝了一杯水，然後不發一語、神情蠻不在乎地替小強辦理作業程續。這項舉動令小強心理很不是滋味，

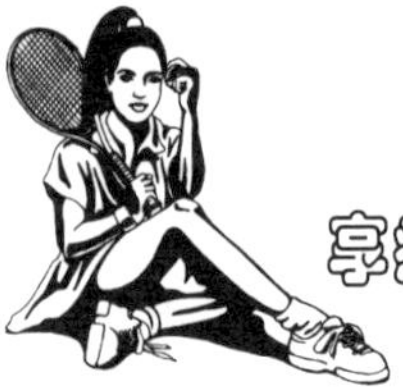

和前一位先生相比，明明都是同一個銀行的客戶，爲什麼會出現差別待遇？正當小強又不爽、又不解的時候，後面來了一位帥哥，也要辦理一些手續，好巧不巧，小強突然看到剛才那位小姐的面色，又露出親切的笑容。喔～頓時小強終於明白，原來這家銀行行員對待客人的態度，是因客人的外貌、身材而有所差別的！身材太胖，連身爲服務業的小姐都不想理你。眞是豈有此理！

曾經有篇新聞報導說，國外某家航空公司要求噸位太重的旅客，必須支付雙倍的機票價格，才能夠上飛機。理由是，大胖子一人就佔掉兩人的座位，將會減少飛機的載客量，影響公司的業績和營運成本。對消費者來說，這簡直是一種沒道理的說法，根本就是貶低人權：我明明是一個人，爲什麼要支付雙倍的價錢，才能夠上飛機？可是站在航空公司的立場，他們有其經濟方面的考量，對體重超重的胖子提出這種要求，是爲了維持公司營運的水平，萬一該公司的乘客

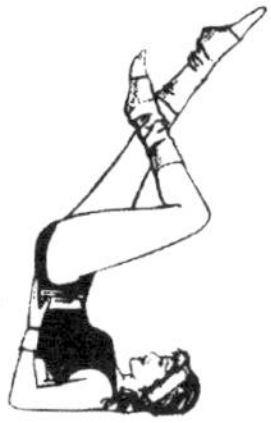

都是大胖子，都必須占掉兩個機位，那麼公司豈不大喊吃不消！

體重太胖，在空間的使用率上，會比一般人來得大，也因此造成對方的諸多不便，也替自己帶來困擾。像搭電梯、擠公車、捷運，胖子遭到白眼的機會並不少。有的小胖子體型太龐大，一般尺寸的課桌椅根本不夠他使用，還得請木工師傅特別訂做，增加了社會的成本，實在很糟糕。此外，肥胖造成許多慢性疾病的產生，也提高了醫療資源的消耗，成爲社會的負擔。

還有，一般人以爲胖子的心思和他的體型一樣，神經大條且不用大腦，而不願和胖子交往。其實，外表的體胖和內在的思緒是沒有關係的，溫柔體貼的胖子大有人在，粗線條而散漫的瘦子也不少。在感情路上遭受創傷，胖子心裡的痛，會比一般人更大。

每個人都有尊嚴，胖子也是如此。如果你覺得因爲太胖而在生活細節方面遭到許多不公平的待遇的話，應該努力去減肥一番囉！

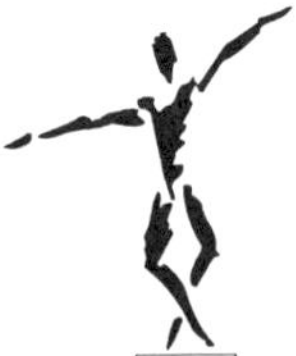

理由二十　我不要讓自尊被外貌協會糟蹋

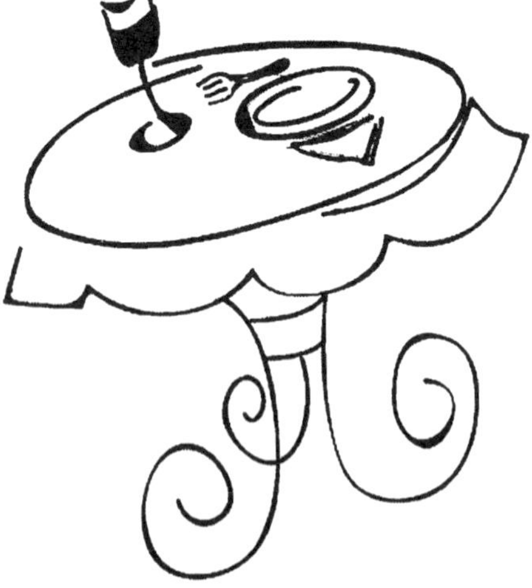

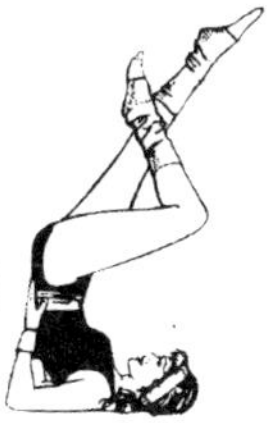

小欣現在是某所國中校內有名的「單身貴族」教師，且正值適婚年齡，但她的疑惑是，自己圈外的朋友們不是有對象、就是已婚，而擁有人人稱羨的職業的自己，怎麼可能連個男朋友都交不到?!

「應該是生活圈子太小了吧?!」她這樣告訴自己。當老師的生活單純、圈子小，能看上眼的多半都已經結了婚，或是有了可以結婚的對象。而且實在對同行不怎麼有興趣，自己的生活已經夠平淡了，再投入另一個相同平淡的人的生活，不是她對愛情、婚姻的想像。

於是課暇之餘，她安排了不同圈子的活動，甚至連婚友社，都瞞著好友家人們偷偷去報了名。在繳交會費的時後，她告訴自己：如果能這樣交到一個男朋友甚至找到未來的如意郎君，花這些錢是值得的。

婚友社的回覆很快就到，告訴她一名在竹科工作的工程師，願意與她認識認識。她期待了好久！

他們先是寫e-mail，或者交換一些不錯的文章，接著開始通電話。幾次下來電話聯絡的感覺，讓她發

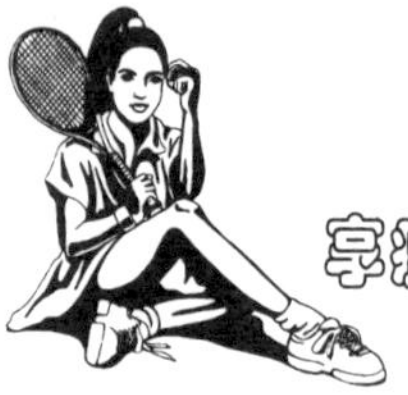

現，彼此很有默契，不論聊什麼話題對方都能侃侃而談，而且兩人的想法觀念也十分相似。

這讓她信心大增！她覺得一切非常的順利，保持一點距離，先從溝通彼此的觀念開始，讓對方先欣賞自己，或許就能排除她最沒辦法克服的這個部分。

其實不能說她對自己沒有自信，不論是現實條件或是個人涵養，她都有自信比同年齡的女孩子優秀。她的外表並不討好，身材屬於矮胖型，除此之外，各方面條件都很優秀。她也以逆衆人之思維爲原則——堅信智慧可以戰勝外在與美貌。

相見的日子總是會來到，三個多月的互通有無，在男方一再的催促下，她不得不面對現實。她爲此情緒緊張不已。其實從他們三個月的通話下來，她就對自已一向不去注意的外表開始不自在起來，雖然她總是堅信「外貌協會的會員永遠找不到眞愛」的名言，但每次講電話的感覺是那麼地美好，光是第一次就與對方聊了兩個多小時，令她不由得想東想西，但長久以來的理智思考，又會在她的念頭中閃過：「如果對

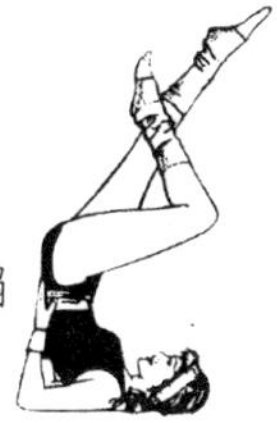

方只是在意女生的外表，他就不是個好男人！」幻想與理智之間的掙扎，最後她還是選擇了後者，讓自已以最平常的打扮和對方見面。

第一眼見到他的感覺，直覺得這個男人一雙大大的眼睛像會放電似的，令人無法招架。對方舉止文質彬彬，體貼地爲她開車門，問她最想到哪家餐廳吃飯。從沒談過戀愛的她，漸漸地失去了自已原有的理智。在共度完第一頓晚餐之後，他摟著她，對著腳下一片城市的萬花燈火，他吻了她！她輕輕閉上雙眼，眼角滲出一滴淚。這對她來說，表示自己即將脫離單身生活，表示倆人的關係將從朋友直接跳升爲情人！

他吻了她之後，看了看手錶，說是隔天還有事情要忙，必須早點回去。於是她依依不捨地和他約了下次見面的時間。

不知道爲什麼，自從上次的一別，他的電話愈來愈少，到後來幾乎都是她主動找他。他卻常常相應不理，理由是：公司最近接了大單，要趕case，所以沒有時間。以前他也常常轉寄一些有趣的mail給她，現在

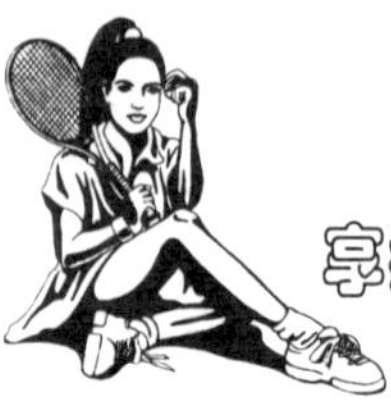

呢……？於是她只好每天透過電子郵件，將想跟他說的話，用文字妝點，傳送到他的信箱中。可是她卻彷彿聽到石頭落入水中的聲音！

迫切想知道答案的她，利用週末專程北上找他，卻被他一套：「我不在新竹，妳怎麼沒事先約？」的說詞，落了個空。

「沒有什麼特別的事，只是太久沒有見面了！」

「我說過，我最近比較忙嘛！」

帶著黯然愁悵離開，心裡一股說不出來的煩悶。翻遍腦中所有的理性邏輯，怎麼也沒辦法想出一個合理的理由讓自己接受。

「難道自己花了大把銀子，竟眞只撈了個自取其辱？」

在此之後，她又在婚友社的安排下，陸續和幾位男士有見面、互動的機會。可是總以不了了之作爲收場。

最後她不得不接受一個事實：自己終於還是敗在體重計的數字之下！

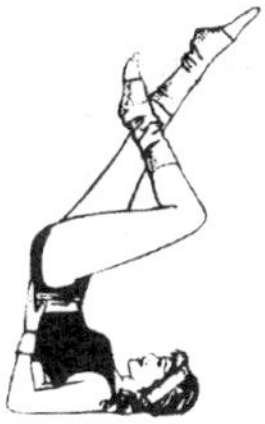

雖然很多人都說，內在美比外在美重要，美麗的女人如果腦袋缺乏智慧，相處久了，便會覺得她言語乏味，像一只漂亮的花瓶，看久了也會生厭。但話說回來，愛美是人的天性，喜歡看帥哥美女也是人的本性。有些男生嘴巴很賤，總是喜歡將長得肥胖的女生稱之爲恐龍，並且一雙眼睛還長在頭頂上，非美女不肯與之來往。不要說男生，即使女生，也是如此。這些擇偶相當重視外型條件的人，我們稱之爲「外貌協會」。外貌協會的成員，首重身材好、相貌佳的異性，有了中意的對象之後，才和對方交往。

和外貌協會的人交往，你會覺得自尊心白白受到糟蹋，他們根本不管你腦袋裡有多少東西，因爲你 / 妳長得不夠好看，聽你 / 妳說話，他們聽（看）不下去。換個角度想想，他們只是言行合一（我就是喜歡帥哥 / 美女，不然你是想怎樣？）、敢做敢承認（我就是不喜歡長相抱歉的人，你再怎麼喜歡我，都得不到我的心）的一群人罷了。但是，這並不表示，他們只和虛有其表、沒有內涵的帥哥美女交往。因爲，根本

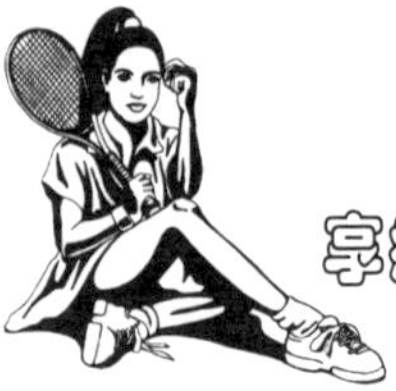

享瘦30

——瘦身狂想曲

沒有人希望自己的另一半是一位長相醜陋、身材像大象的大胖子。

爲了要讓我們的內在美有機會被人挖掘，我們必須有一項體認，就是：必須先改造自己的門面一番。減肥，不只是一種一種全民運動，更是一種愛情新生活運動！

理由二十一 我不要錄用胖員工——職場用人的趨勢準則

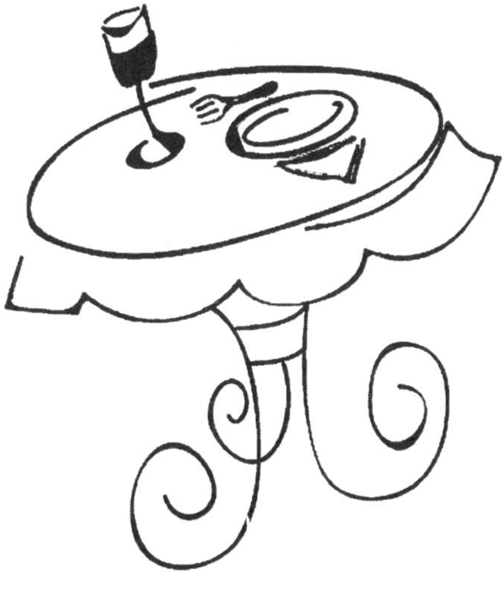

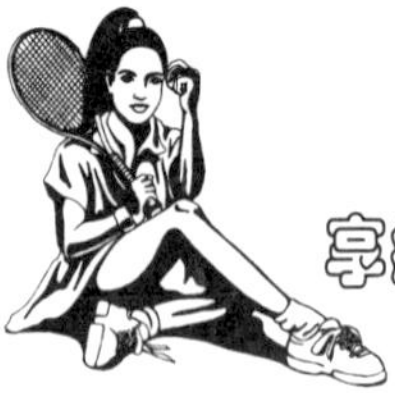

享瘦30

——瘦身狂想曲

我目前是一家上市公司的人力資源主管。所謂的「人力資源」，並不是一般人容易直覺反應的「人力仲介」。講得白一點，就是公司內的人事單位，在公司內把員工當成一種資源做管理與運用的工作。公司內的人事單位，其中有一項很重要的工作，就是幫公司找尋人才，在專業術語上稱做「召募」。

或許你們會覺得，現在求才的管道這麼多：網站、報紙、雜誌書刊等等，這種工作好像沒什麼了不起，幹麼搞得那麼專業，好像往自己臉上貼金似的。可是我想這其中奧妙的部分——也就是這份工作最困難的部分，不是收收履歷，找找自己看對眼的人而已。而是怎麼樣在這些文字化、修飾過的人選中，發掘到好用又適合的人才。

現在是人權主義高漲的時代，台灣勞動法令幾乎是完全站在員工的角度而設，所以有辦法的企業都想盡辦法外移去了。所以還「根留台灣」的企業，人事單位人員就必須在夾縫中求生存——不能違反國家的勞動法令，又要找到完全符合老闆覺得「俗擱大碗」

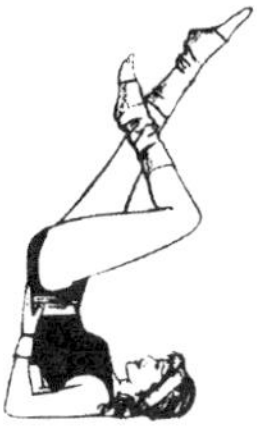

的人！

從事人資那麼多年，不論是台商或外商，所有的老闆其實都有一種心態——又要馬兒好更要馬兒不會吃草！做人資的最好能找到有最高工作output且成本低廉、要求不多、沒有聲音的員工。否則呢……只好自己先遞辭呈以求謝罪啦！

我以不到三十歲的年齡，爲了挑選適合加入工作團隊的成員，必須先一步在各年齡層、各學識經驗背景、各階層職位的衆多應徵者中過濾出可用的人選，這樣的識人功夫，除了平時仔細研讀心理學書籍之外，不蓋你，我還特地花銀子跑去學手相、面相、紫微、星座命盤、姓名學呢！說來怕你不信：國內各大知名企業的人資高階主管，都是深諳命理的箇中高手。你問我爲什麼這麼迷信？我可以大聲的告訴你：「咱們老祖先的知識累積還是有其根據與道理存在，要不然不會流傳那麼久，還一直受到現代人的重視。對吧！」

我想一般人都有寫過履歷表吧！即使是學生，也

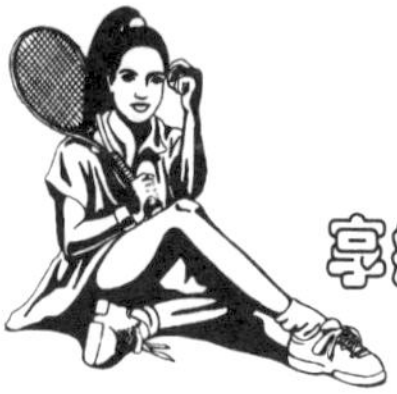

或多或少有打工的經驗。不管是什麼形式的履歷表，其中對於個人體型描述，都有「體重」這一欄。這個小小空格並非整張履歷的重點，但有時候卻是一個決定性的參考指標。

看過《侏儸紀公園》第一集嗎？片中有一個很胖的工程師，他每日零食、可樂不離口，只會在電腦上搞美女圖，工作態度差，甚至圖謀不軌，計劃將恐龍胚胎偷運出去大撈一筆。可是卻笨手笨腳、亂無章法，出了紕漏。最後不但連自己的性命都丟了，還連帶害慘了整個工作團隊。

為什麼我要舉這個例子呢？我想表達一個觀念：一般人還是很容易將表現不佳、笨手笨腳、反應遲頓、好吃懶做、個人習慣不良……等負面的印象，直接與體型劃上等號，一般公司在找人時，想當然也會有這樣的直覺印象。

或許有人會大大不以為然：「你說的話真是膚淺、真是不公平啊！又不是所有的胖子都很糟！」但是請你們幫我想想：身為一名人資，每天上班總有面

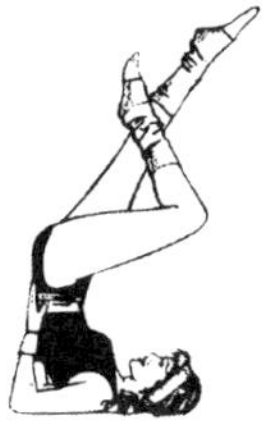

試不完的應徵者來報到，大家學歷相同、經歷相當，都有一般應對面試的經驗。我不是上市場挑蘋果——要又大又有份量的，我要一個看起來可能是負面觀感最少的人。除非你的功力與能力眞的是「前無古人、後無來者」，否則人是部分視覺型動物，即使是訓練有素的狗——專家如我，還是免不了會將體型列入考量的因素。

再進一步想想：同樣是員工，如果公司請個份量十足的，是不是比平常的要花更多的成本？茶、咖啡喝得比一般人多、制服穿得比別人大、冷氣的溫度要更低，甚至桌子、椅子的size要大於一般？員工體檢不合格的比率提高、餐點的供應量較高……這些都是公司的成本，也都是老闆考慮用人的參考。

從個人的工作表現來考量：出錯、績效不彰、上班摸魚……很容易被直接牽拖是因你的體型所導致：胖的人好吃懶做、反應遲頓、記憶力差、動作慢……所有的一切負面成績，都要怪罪到你的體重之上！

就身為一名人資而言，選擇一個對公司有發展的員工，是一件重要的事。公司員工的素質與工作態度，都會影響公司整體的表現。如果你心理有個疑惑：自己平常的表現並不差，可是老是升不了等、調不了薪、考績平平，年終拿到的獎金比後期進來的人還少。如果你眞的找不出什麼理由解釋你所受的待遇爲何會如此，讓我來告訴你：那是因爲你的身材太胖的緣故。你說：這都跟我的體型無關吧！我還是要建議你：先把自己弄瘦一點吧！或許你的主管哪天會主動說：「你最近看起來精神很好喔，表現比以前更好嘍，好像很久沒幫你調薪了，是不是？」

最後我再強調，太胖的人，求職遭碰壁的情形，的確比一般人高出許多，一般公司都不喜歡雇用身材太胖的員工，怕影響工作效率。在這裡，我要教應徵者有關穿著打扮的一個小祕訣。如果你覺得自己的身材很胖、有礙觀瞻的話，我建議你，來面試的時候，千萬不要穿著淡淺色、亮度高的色系，以及有橫紋條的服裝，因爲淡淺顏色和黃、橘、紅等高明度色系，給予別人視覺澎漲效果，而橫紋條的服裝則會增加你

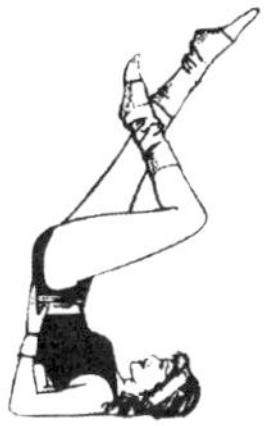

的身材的寬度。還有，太胖的男生女生，在髮型上得留意了，男生最好把頭髮剪得越短越好，女生也儘量不要留長髮，因爲胖的人，留了一頭厚重的頭髮，會給人沉重而無精打采的印象。

職場是個開放競爭的場所，爲了在職場上獲得上級的第一眼好感，擊退所有看起來比你有衝勁的對手，還是先去減肥，給人神清氣爽的印象之後再說。

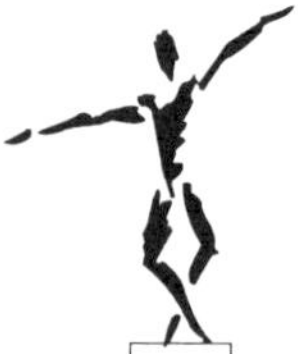

理由二十二　我不要被認爲專業能力不足

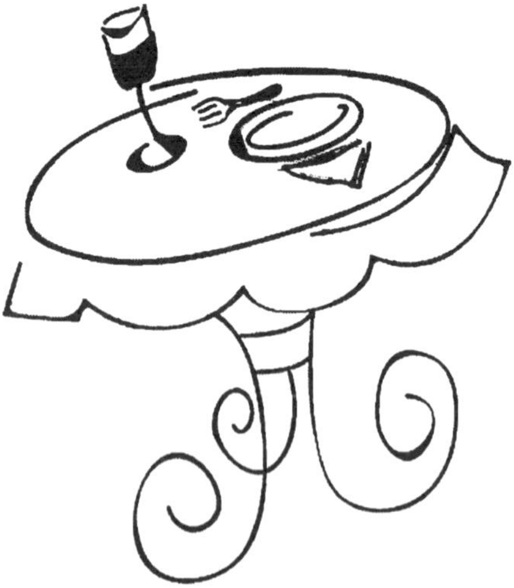

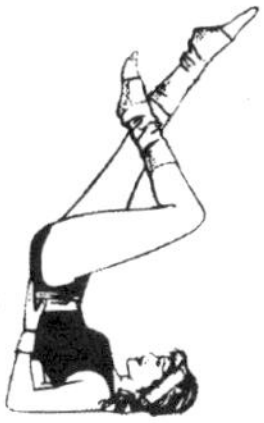

歐羅非小時候因爲體質虛弱的關係，三不五時就跑大小診所。每當候診時看到許多不同癥候的病人，經過帶著眼鏡和口罩的白袍醫生叔叔一陣察看、詢問，然後在白紙上振筆疾書看著看不懂的咒語之後，白袍護士阿姨就會變出一包包的仙丹妙藥——而每個離去的身影，似乎總比初到時健康了許多。

也許因爲這樣，神秘的白袍醫生叔叔，彷彿頭頂上有著一道光環，變成了歐羅非心目中的上帝，神奇地拯救每一個虛弱的靈魂，而年少的他總細細地揣摩著，並立誓如果可以也要變成白袍醫生叔叔，至少可以把自己變得更強壯健康。不知從哪個時候開始，歐羅非的身體狀態已經好到很少生病去看醫生；而學校的功課似乎對他而言，也不是件太困難的事，除了他常常待在學校的生物實驗室中進行他的小小解剖，那些被視爲最難記憶背誦的生物拉丁學名、身體各部位大小事，更是小事一樁！因爲如此，每當實驗忙到一個段落，才會猛然想起自己中午竟忘了吃飯，忍不住晚上多扒了幾口到嘴裡，又鑽進他的小小實驗室裡，體重也從小時候風吹會倒的模樣，一下子像吹氣球一樣地漲大了起來。

因爲對於未來的目標非常清楚，高中選擇第三類組，順利地進到著名大學唸醫學系，似乎變成了一種理所當然的事。雖然，唸了醫學系之後，就像是全身鍍上了一層金一樣，不管是宜蘭的表嬸、屏東的大阿姨，還是遠在舊金山的三姑媽，都積極地推銷許多身家背景不錯的美女，讓自己選擇一個合得來的交往看看。但面對一大本的原文書和一批與自己不相上下的資優高材生，讓自己唸醫學系的七年之中，是一刻也不能稍歇，只能在實驗室和寢室之間度過漫長的白天和黑夜，七年之間，自己竟然又多了十幾公斤。不過推銷相親的親戚也沒就此斷了消息，只是已經變得比較少了。每回歐羅非和一些看得上眼的女生聊天，都會覺得她們好像是來打探醫生的「錢景」，而非眞正想要交往。這也讓歐羅非對那些女孩的心態感到失望。

最後實習的那一年，跟著全國最有權威的家醫科醫生謝光明，歐羅非見過不少大大小小的奇怪病例，醫術也一天比一天精進。實習過後不久，便自己開了一間

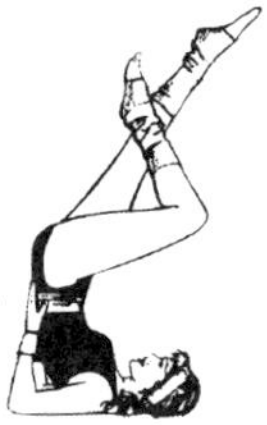

家醫診所，看到電視越來越多的減肥醫學案例和藝人的瘦身風潮，現在「減肥」變成了一種流行的時尚，尤其是那些速食世代（就是成天吵著要吃漢堡的小孩子），被高熱量高脂肪的速食養出了一群群虛有其（肥胖）表的飼料雞。不少帶來看病的家長還說小孩胖胖的比較好，圓滾滾很可愛而且比較不會生病，天知道他們來醫院是要作什麼的?!呵！不是生病幹嘛來的呢?!

有一天趁著一個小胖子的媽媽和別家小孩的媽媽在三姑六婆的時候，歐羅非細聲對小胖子說：「不要再去吃那些炸雞、薯條和漢堡，都是會致癌的東西！小心將來會有糖尿病、高血壓……」，想不到，小胖子不曉得是膽量不夠還是眞的被這番話嚇到，竟然開始歇斯底里哭了起來，害得歐羅非臉上一陣青白。小胖子的媽媽聞聲跑進來詢問究竟出了什麼事情，聽到歐羅非初步說了原因之後，她倒回了一句：「歐醫生，這就是你不對了！我想你先小心你自己會有糖尿病、高血壓吧！我們家小寶，現在只是『baby fat』，胖得剛剛好，不像某人已經老大不小，還這麼大一尊，又跟別人說這些有的沒

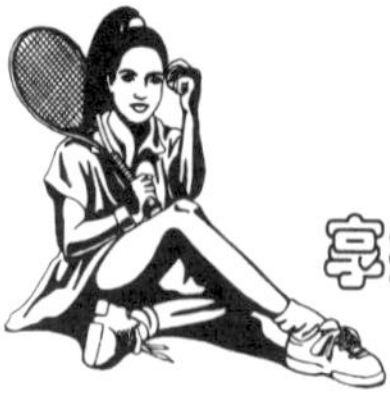

有的，還介紹別人吃什麼『減肥茶包』，如果可以，為什麼不反省一下自己做不到，還要別人做到，我們是看在謝醫生的面子上，才轉診到這裡看，也不知道你醫學系是不是唸假的，哪有人醫生還這麼胖，還在這裡丟人現眼！小寶，我們走！不要看了！反正，現在瘦醫生比他高明多的是！」在旁邊圍觀的護士和病患們，倒笑了起來，歐羅非的醫生專業權威，倒像一塊很大的招牌被狠狠地砸了般。

「難道我醫學系唸了七年的專業知識，會比不上一個沒有健康概念的媽媽所說的話？」歐羅非大嘆生不逢時，在醫院裡頭，「病人」最大，可是得罪不得，誰叫他們是醫生的金主呢？

這年頭，凡事講究有憑有據，「眼見為憑」最能夠使人信服，把話說得再口沫橫飛、頭頭是道，總是比不上自己「見到眞相」來得有說服力。身為醫學專家的歐醫生，外表給人的印象和其本身所具備的專業，形成一個矛盾的對比。想想看，一個身材肥胖的醫生，勸告

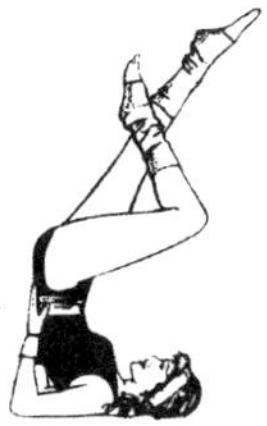

他的病人應該注意身體健康，似乎很難具有說服力。同樣地，如果有病人想減肥，而爲他開藥的營養師，是一位體型極爲臃腫的大胖子，他的病人或許會在心裡想道：「身爲一個營養師，都沒辦法讓自己瘦下來了，那別人吃了他所開的藥，十之八九包準無效。」這樣一來，有誰還敢相信胖子營養師的權威？

商品的銷售需要找來適當的廣告代言人，才能夠發揮商品的影響力，以及獲得消費者的認同。而歐羅非的故事，正是適得其反的例子，也因此，讓歐醫生的專業，平白無故遭受病人的質疑，直接間接地影響了其他人對歐醫生的醫術產生了負面的看法。這對歐醫生來說，是何等莫須有的罪名！看來，爲了避免被病人認爲自己的專業能力不足，造成本身業績方面的影響，身爲專業醫生的歐羅非，必須先拿出自己的專業，好好地減肥一番。等減肥成功以後，不但可以將自己的例子，當成一座活廣告，還可以讓病患見證到自己專業技術的成就。如此一來，保證上門求診的病患必定與日俱增。

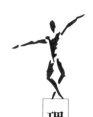

理由二十三　我不要遭受被誤解的眼神

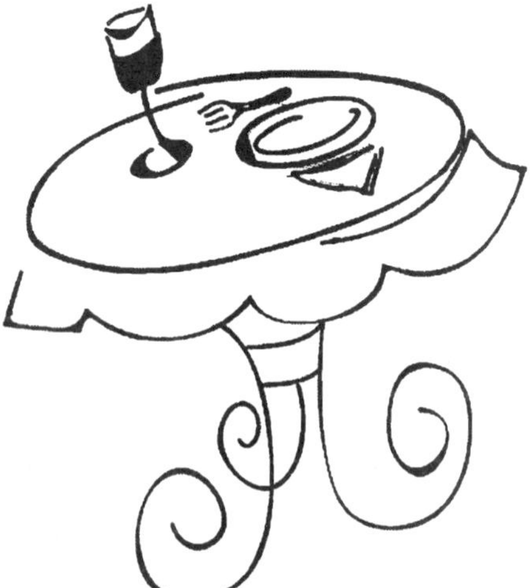

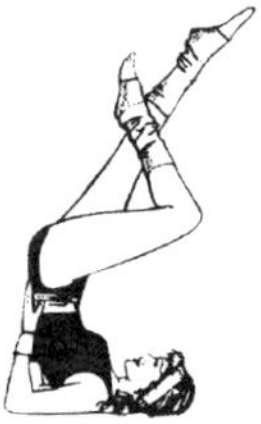

不管是生活中的大小事，人一生中最受不了的就是被別人誤解，尤其是那些空穴來風、憑空捏造乃至於含血噴人的事，導致自己成為眾矢之的卻無從辯駁，真是會讓人的內心遭受嚴重傷害，而吳鈞浩就是這樣一個倒楣人。從小就十分具有紳士風度的他，總把學校老師說的話當成聖旨，過馬路絕對走斑馬線、地下道或天橋，每天一定要多走上那麼幾百公尺。現在上班還自己帶便當和碗筷，當然絕對不用免洗食具。開車也是一樣按部就班，可是臺灣不守規矩的人那麼多，好不容易等到一個車位，正要準備倒車時，後車的車頭已經插入停車格，鈞浩也就認了，誰叫自己慢了一步。

鈞浩就是這樣一個好脾氣的人，可是他的心裡還是有些難過的，尤其是那些莫須有的錯，是直指他的「胖」身材而來！

記得幼稚園的時候，班上一群小朋友在吃點心，坐在鈞浩隔壁的小華忽然放聲大哭了起來，由於哭聲太大，引起老師的注意，只聽到小華抽抽噎噎地說，他的點心不見了。老師一聽，立刻詢問小華身旁的鈞浩和阿雄有沒有看到小華的點心。其實鈞浩看得一清二楚，小華的點心是被阿雄給偷吃了，可是狡猾的阿雄，卻故意亂栽贓，說東西是被鈞浩吃掉的。雖然鈞浩急力辯解自己沒有偷吃東西，東西是阿雄吃掉的，但是老師竟然不明究理地採信了阿雄的說法，只因爲鈞浩身材胖，看起像是會偷吃東西的樣子。害他莫名其妙被罰站了十五分鐘，讓他回家整整哭了一個晚上。

國小的時候，在遊樂場也發生了一件不愉快的回憶。某天，鈞浩一家人去台中的某間遊樂場玩，結果碰碰車的老闆對著鈞浩，指著入口的「十歲以下兒童適用」的標誌，不讓只有八歲的他去享受一下奔馳的快感，還說鈞浩坐上去會讓車子被「操」到壽命減短。這也就算了，好不容易看到了騎迷你馬的場地，馬場人員死都不肯讓鈞浩上馬，還用手比馬會死掉的手勢，害得鈞浩想騎馬的願望又落空了。

在國高中的階段，鈞浩每天搭公車上下學。因爲

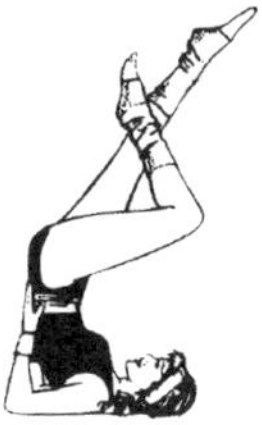

公車司機總是不按正確站牌位置停靠，所以等公車的人也當然成「散兵隊形」的狀態，虎視眈眈，等車門一開，所有人彷彿逃難一樣，爭先恐後的上下車擠成一團，瘦小的人一溜煙就從人縫中鑽了上車，而年老的、殘障的、懷孕的人，也在鈞浩的禮讓中一一地上車了，等到鈞浩要上車時，人都已經擠到車門口了，他還得努力地將自己龐大的身軀擠進小小的油壓門內，有時候實在是關不上，司機老大還會央求鈞浩「幫幫忙」，讓班車順利出發。諷刺的是鈞浩一下車，所空出的位置，竟然還可以擠上一、兩個瘦小的人，讓鈞浩只能抱著「羨慕」的眼神目送公車離開。

大學的時候更慘，有一次系上男生和外校女生舉辦聯誼，記得那位抽到鈞浩的機車鑰匙的女生，表情說有多臭就有多臭，因爲對方也是個噸位不小的女生。後來，在一個不小心的情況下，兩個龐大的身軀竟然把鈞浩心愛的「風神125」活生生給坐到破胎了。牽到最近的機車行，老闆還直搖頭，說鈞浩實在難爲了這台性能不錯的機車，還建議是不是要一個人坐公

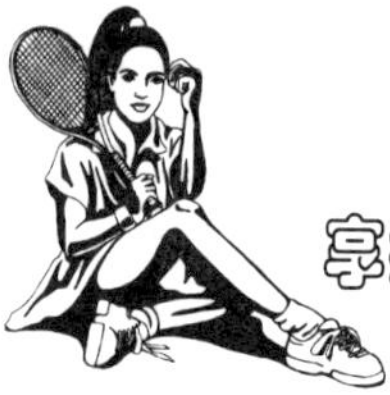

車回去～我咧！眞是糗大了。

出了社會之後，這種被「誤解」的情形一直沒消失，聚餐時大家爲了「考慮」到鈞浩，一定是去那種199、299吃到飽的餐廳，否則Go Dutch的時候，總有人表現出捨不得的表情，眼光中彷彿透露著希望鈞浩多付一些錢才算「公平」。

令鈞浩百般無奈，似乎朋友們和自己出來吃東西，對他們而言，是一件非常划不來的事。胖子又不見得很會吃，有的瘦子吃東西的食量才驚人呢！

胖子因爲外型不討好，總是容易遭到別人不好的印象，由其是吃的方面，食量一定比一般人高出許多，所以胖子一定不耐飢餓，會偷吃東西。其實胖子的食量未必比瘦子來得大，有時候是因爲長期以來錯誤的飲食觀念所導致而成。誰叫他們的身材太容易令人引發「不當」的聯想呢？

什麼是錯誤的飲食觀念呢？現代人生活忙碌，很多人的早餐都是隨便打發，甚至不吃，而中餐吃套餐

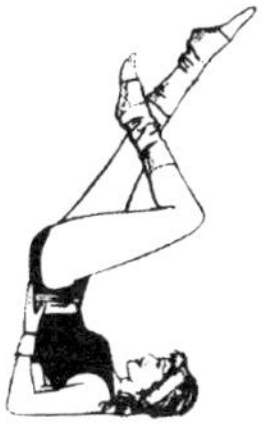

飯盒，晚餐時間因爲比較多，所以吃的量也較大。這就是錯誤的飲食觀念。就代謝循環而言，人體在上午時段的代謝功能最強，不吃早餐，非但容易肚子餓，還會影響一整天的工作效率。而晚上吃飯的量應該要少。因爲晚間人體的代謝速度減緩，加上必須睡眠，體內的活動量減至最低，如果晚餐時間還是大魚大肉，在循環力弱、活動力低的時候，很容易就會將所吃進去的食物轉化爲脂肪，囤積在身體裡面。記住醫生建議民衆的一句口號：「早餐吃得飽，中餐吃得好，晚餐吃得少。」早餐是一整天活力的來源，中餐則是繼續維持下午的體力。當我們把三餐的重點放在白天的早中餐，晚上吃得少一點，就不容易產生肥胖的困擾了。

爲了不要遭受被誤解的眼神，莫名地披上無辜的罪名，胖子一定要從自己的身材改變做起，徹頭徹尾地讓大家完全地改觀才行！

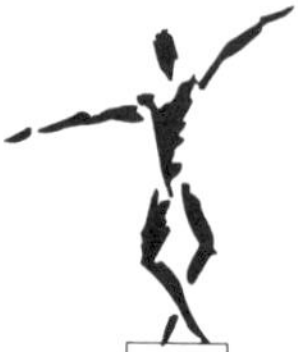

理由二十四　我不要當油膩臃腫的六月新娘

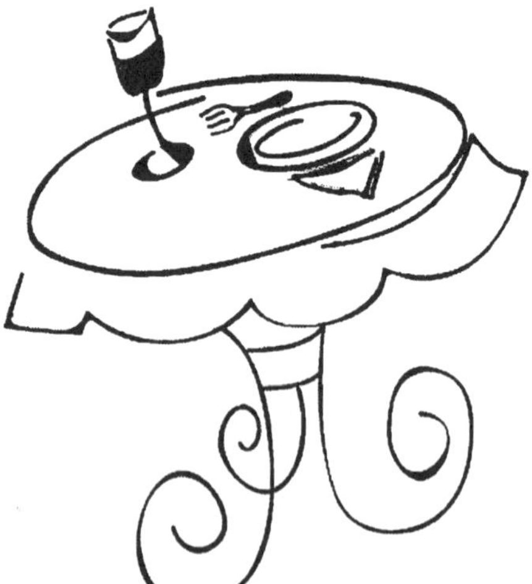

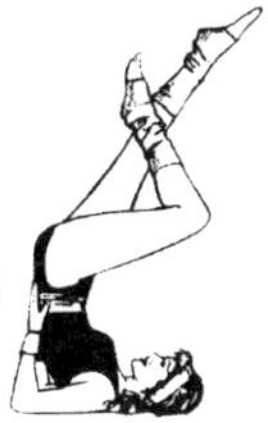

阿明和阿嬌是一對交往三年的情侶。

人家說，情侶或多或少在外型上都有速配的地方，不然怎麼會有「夫妻臉」這種說法？若兩人的外貌看起來天南地北，可是會讓旁人懷疑這兩個人到底相不相愛。偏偏阿明和阿嬌這對組合，就是一點也不搭嘎。這是怎麼一回事呢？

阿明和阿嬌剛在交往的時候，兩人經常相約去淡水看夕陽，享受浪漫的黃昏美景。假日裡，湧入渡船頭的遊客非常多，他們必須手牽著手才不會被人潮沖散。有一次，兩人同時聽到背後有個小孩對他媽媽說：「媽媽，前面那個叔叔的身材好像瘦皮猴，那個阿姨的身材好像河馬喔！」當場令他們後腦勺大冒斜線。這還不打緊，阿嬌還被一個走路很快的路人甲推了一下：「死胖子，走路那麼慢，妨礙交通！」

男女朋友或者夫妻之間若只有一人身材特別胖或特別瘦，倒也就罷了，但如果兩個都是極端互補的體型，看起來可就是胖的越胖，瘦的越瘦。這種情況總是出現在他們和一群朋友出去吃飯的時候。某天，阿

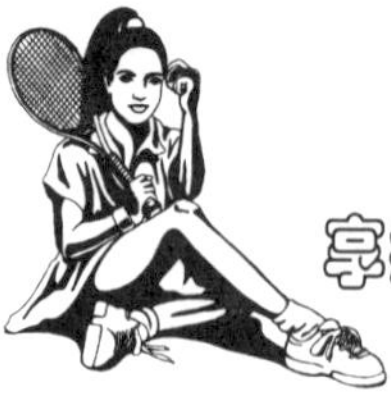

明帶著阿嬌參加他同事的結婚典禮，只見阿明的同事們一看到阿嬌，每個人的臉上立刻浮起怪異的笑容。同事阿志很不識趣地跑過來，把嘴湊在阿明耳邊：「我說瘦猴啊！這麼胖的女人你也嚥得下去啊？到時候把自已的胃腸撐壞，別怪我沒事先告訴你！」阿偉也來附和：「明哥啊！我眞服了你，洗衣板怎麼可以拿來放大象？」

話說阿明和阿嬌在彼此家人「男大當婚女大當嫁」的逼迫下，終於走到結婚的那一步。那天，男方一些重要的親戚都到了阿嬌的家中，阿嬌端出了甜點讓親家享用。阿明的那些親戚一看到阿嬌，臉色都綠了。

「咱們阿明怎麼會喜歡上這麼胖的女人？」七舅公低聲在媽媽面前說。

「對方身材那麼臃腫，嘴巴也不小，看起來一副好吃懶做的樣子，我怕我們家總有一天讓給她吃垮。」三姑媽也跟著碎碎唸。

「沒辦法啊！阿明就已經愛上了，不然怎麼辦？」早已看過阿嬌的媽媽一副認命的口氣。

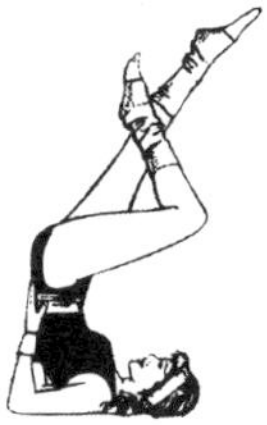

「別這樣講啦！娶個肥肥的媳婦可以幫忙吃菜尾啊！」爸爸連忙打圓場。

雖然他們的對話很小聲，但還是被阿嬌和她爸媽、以及其他重要長輩給聽到了。阿嬌的六嬸婆很不服氣，站起來替阿嬌解危：「長得胖有什麼不對？」

「咱們阿嬌是哪一點不好？又勤快又孝順，被你們嫌成這樣？」阿嬌的媽媽也不高興了。

「別說我們阿嬌，你們阿明一隻看起來像瘦皮猴，彼此彼此啦！沒什麼好嫌的。」阿嬌的爸爸立刻緩和緊張的氣氛。

「對啦對啦！胖一點看起來才有福氣哇！咱們阿明這麼瘦，沾沾老婆的福氣，這樣兩人都很有福氣啦！」到底是閱人無數的阿明的阿嬤，終於開口說出了這句至理名言。

接下來就是一連串安排婚紗、大小訂、聘禮等等繁瑣的事情了。

話說阿明和阿嬌一同來到婚紗店，找尋「適合」的新娘禮服，由於阿嬌實在太胖，許多婚紗店的小姐

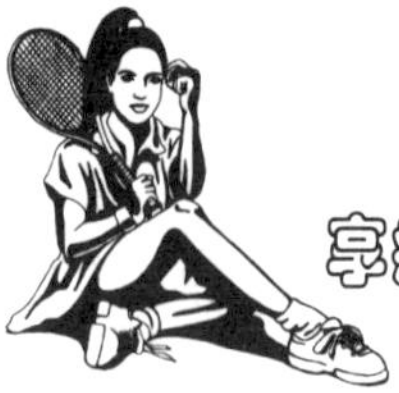

連衣服都沒拿出來，就很直接地說：「小姐，對不起喔！我們這裡的size都做得比較小，請妳換別家試試看！」好不容易找到了一家可以將新娘禮服加大到勉強適合阿嬌身材的婚紗店。兩人於是歡天喜地約了攝影師出外景的地點。

到了拍外景的當天，阿嬌穿上了美麗的白紗禮服，在南部的五月天裡，天空早就一片晴朗，連一朵白雲也沒有。熱得阿嬌大粒汗小粒汗直直滴，臉上的妝都糊了。一旁有許多想沾喜氣的民眾前來觀賞。

「媽媽，那個阿姨看起來好油喔！」有個小女孩天眞地說。

「哇塞！從來沒看過這麼胖的新娘子。」一對學生情侶露出驚訝的表情。

「伊是不是有身了？肚子看起來好大。」有個阿婆很小人地斜眼看著阿嬌的腹部。

結束了拍照工作之後，坐在草皮上的阿嬌正準備起身，腳踝卻不愼扭了一下，整個人跌坐了下來，阿明見狀，連忙要扶，卻因阿嬌噸位太重，非但沒有扶

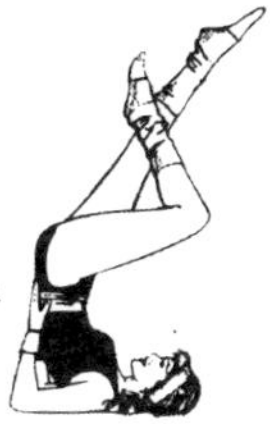

起，反而還跌了個狗吃屎。攝影師見狀，忍不住哈哈大笑：「我說新娘子，妳眞的該減肥了，不要到時候老公沒力氣把你抱入洞房！」

根據醫學報導，體型太過肥胖的女人，通常會出現排卵不良，或是排卵時間不固定的現象。也就是說，肥胖會影響人體內正常的運作機能，胖女人容易產生內分泌失調的現象，漸漸形成月經的不規則，久了以後，慢慢會影響到子宮內膜的增厚，漸漸造成子宮內膜的病變，例如內膜異位、內膜癌等病症。因爲月經不規則，所以會造成懷孕上的困難；不止如此，因爲肥胖產生的體內收縮不良的結果，胖女人出現難產的機會也特別高。因此，太胖的女人想要懷孕生子的機率，比體重正常的女人還要低，需要承受的風險也特別大。

許多男人不喜歡太胖的女人，因爲胖女人體態龐大，不但給男人太大的壓力，有的甚至直接表明看了就反胃。這些外貌協會成員的想法，讓多數女人氣憤

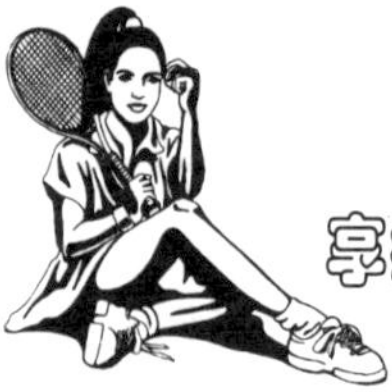

難平，眞想一棍打死他們，因爲他們的外貌不見得好到哪裡去。但是，以上這則報導，還是給了外貌協會的成員一個很好的藉口，讓女性胖子永無翻身之地。（男性胖子亦是如此。研究指出，胖男人的精蟲游動的速度比較慢，致使女方較不容易受孕）

為了避免讓自己成爲油膩臃腫的六月新娘，阿嬌決定要減肥。減肥的意義不止在此，同時是要替自己出一口氣，不要讓阿明的家人看扁，也爲了要證明自己以後也能順利生出一個白白胖胖的小孩。總之，在美麗的前提下，達到一舉三得的作用，即將當新娘子的阿嬌，趕快去減肥，是一件非常必要的事情。

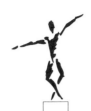

理由二十五　我不要在喜歡的人面前遮遮掩掩

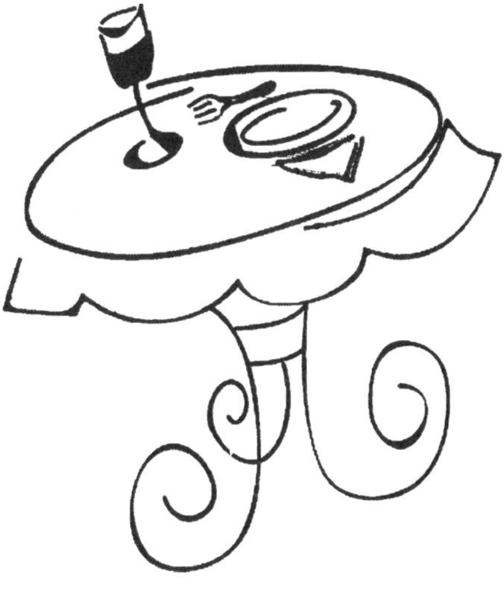

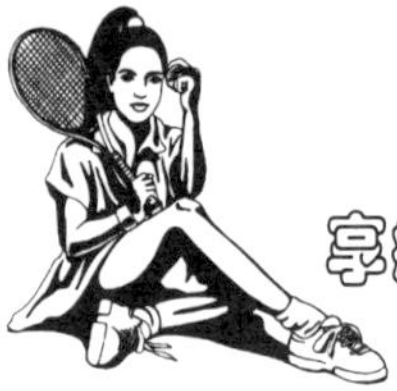

享瘦30

——瘦身狂想曲

每個人都怕別人說自己胖，尤其是心裡有了喜歡的人，就會特別在意自己的身材，深怕對方會因為這個缺點而對自己印象不好。

阿芬和阿忠剛在交往的時候，有天阿芬騎機車不小心摔傷，膝蓋和小腿跌得青一塊紫一塊。回到住處後，心細的阿忠拿了碘酒、消毒水過來，準備幫阿芬擦藥，這個舉動讓阿芬很感動，但是她卻連連說：「我眞的沒事啦！你去忙你的。」

不停地回絕阿忠的好意。「妳眞的沒事嗎？不要逞強喔！」看到阿芬一臉痛苦的表情，阿忠不相信女朋友眞的一點事也沒有。

阿芬哪裡會沒事？其實她是怕小腿給阿忠看到，對方會被嚇到，自己也會很尷尬，因為她的小腿太粗啦！

兩人交往了三個月之後，正值酷熱的五月天。一回，阿忠拿了游泳池的招待券，興致勃勃地對阿芬說：「走，我們去游泳！」其實阿芬心裡渴望得不得了，游泳是全身運動，正好可以減肥，以前阿芬在夏

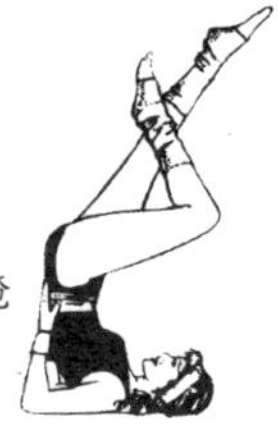

天最喜歡和幾個要好的女同學去游泳了。當阿忠提出這樣的要求，阿芬心裡是再高興不過了。可是當她即將脫口說出：「好哇！」這句話之前，突然一個念頭閃過：「不行！我的身材太難看了，小腿這麼粗，手臂也圓滾滾，穿上泳裝又無法遮掩微胖的小腹。給阿忠看到了，豈不破壞了他對我的好印象？要是當場被他嘲笑或是將來因此移情別戀，那我該怎麼辦？」「阿忠，我……那個來了，這幾天……呃……不太方便……」爲了避免出糗，阿芬只好忍住泡湯的欲望，對阿忠撒了一個小謊。

　　情侶的交往，發生親密關係是很自然的事。剛開始，阿忠幾次提出要和阿芬嘿咻的要求，都被阿芬拒絕了，讓阿忠十分沮喪。其實阿芬也不想這樣，和喜歡的人發生親密的接觸是很幸福的事，但是非常在意自己身材的阿芬，就是不敢赤身裸體地面對阿忠。當阿芬把心理的障礙講明之後，後來兩人想出了協調的辦法——摸黑「做」。阿芬明白，想愛愛還得指定在黑暗的深夜，這點實在委曲了阿忠，可是她就是擺脫不

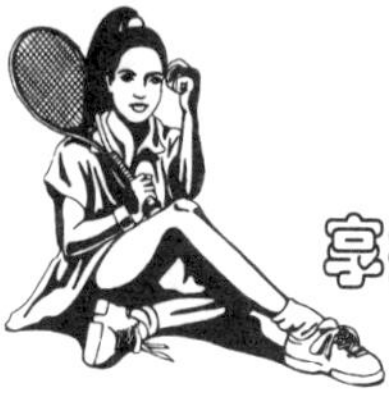

掉心裡的障礙。

從交往到現在，雖然阿忠始終沒有嫌棄過阿芬的身材，可是面對阿忠，阿芬的心裡就是有些不自在。每個人都希望將自己最好看的一面展現在情人面前，如果連自己都介意自己的身材，就算對方不會說什麼，自己還是會覺得過意不去。這個癥結若是解不開，對當事人來說，將會成為一個敏感的話題。尤其當阿芬看到報章雜誌上有男人移情別戀的問題，她都會非常注意去看到底是什麼原因導致這樣的結果。事實上，的確不少婚姻有外遇的男人，是因為家裡的老婆變成了黃臉婆、姿色不再、身材走樣，致使他們待不住家裡而往外發展的。現在外面的誘惑那麼多，幸福的婚姻能保障多久的幸福？

再說，不久阿忠就要帶阿芬回家見父母，聽說阿忠他們全家人的身材都瘦瘦的，雖然阿芬也不是很胖，但在見過對方父母之前，總是會預設立場，擔心人家爸媽對自己的身材不滿意。

看到別的情侶能夠大大方方地去溫泉區泡甜蜜雙

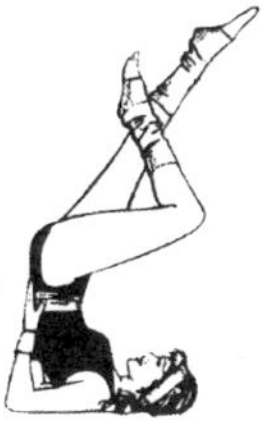

人池，或是穿著情人裝在衆人面前公開亮相，阿芬都好羨慕。不敢去泡甜蜜雙人池，是因爲連自己都不喜歡粗粗圓圓的四肢和胖胖的小腹，又怎麼能夠展現給男朋友看呢？不敢穿情人裝當街亮相，是因爲身材太瘦的阿忠，和有點胖胖的阿芬兩人走在一塊，給人的感覺比較像姐姐帶弟弟，不像同年齡的情人。

還有，每次兩人出去吃飯，阿芬三不五時會故意吃得少一點，目的是想要看看能不能夠瘦下來。每次阿忠都會關心地問道：「怎麼不多吃一點？」阿芬都會用「我吃不下了」作爲藉口，回去再把不足的補回來。這樣下來，想減肥反而越減越肥。

像阿芬這類型非常在意情人眼光的女孩子，總不能每次和男朋友約會吃飯，都用「吃不下」作理由吧？在男友面前，心裡老是會產生「不完美」（認爲自己不能把最美麗的身材展現給情人看）的心理作用，這可是一件非常不好受的折磨喔！在此教大家一個簡易的氣功減肥方法，那就是：隨時將舌尖抵在上下牙

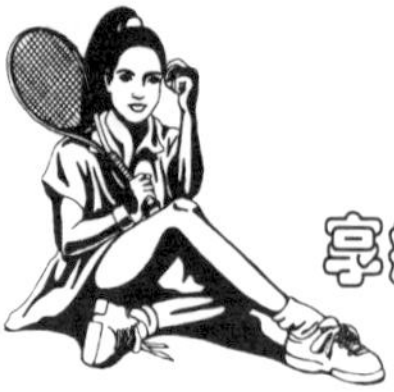

之間。中醫有句話說：「舌乃心之苗」，只要控制舌尖的位置，就可以做到想吃就吃、不想吃就不去吃的感覺。就是這個簡單的動作，不需要特別花時間，只要妳隨時隨地保持這個簡單的動作就可以了。還有另一個簡易的氣功動作，是針對又有肥胖又有心臟病的人來做的，就是：將舌尖抵在下門牙裡邊的牙根部位。因爲肥胖的人對心臟也會造成負擔，隨時隨地保持這個動作，就可以減輕心臟的壓力，又可以達到減肥效果。以上兩個動作，就視你自己的需求而做囉！當然，你兩個都做也可以。而且，不論男女老幼都適合喔！

如果你對自己外在美的分數要求很高，認爲在情人面前一切要擁有最美麗的一面、最完美的表現，那麼你肯定會更加注意自己的身材與舉止。因爲嫌自己的身材不夠完美，而不敢放心地面對親密伴侶的人，就要趕快去做改變吧！讓該瘦的地方瘦下來，一來免得談戀愛的時候老是懸著一個障礙，二來還可以增加自信。

理由二十六　我不要疾病找上門

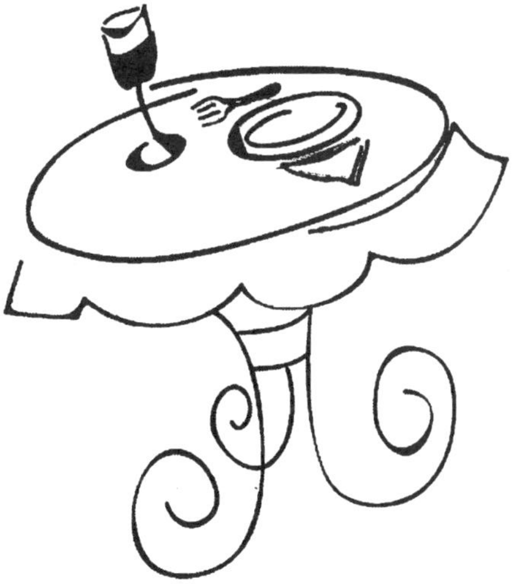

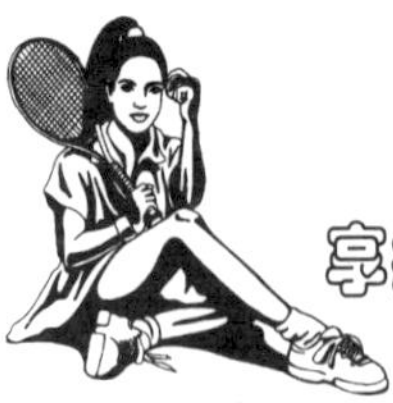

享瘦30

——瘦身狂想曲

阿弟今年十一歲，國小五年級，在班上有個綽號叫做「小胖」。因爲他就挺著一顆圓圓的大肚子，每次上體育課要跑步都氣喘如牛，眞是不中看也不中用。

從小阿弟就百般受到阿嬤的寵愛，阿嬤有個錯誤的觀念：小孩子能吃就是福，喜歡吃就儘量吃。所以阿弟的飲食可以說百無禁忌，愛吃什麼就吃什麼。和一般的小孩子一樣，阿弟對香脆可口、鮮嫩多汁的薯條漢堡和炸雞情有獨鍾，經常吵著要爸媽帶他去麥當勞、肯德基。喝的方面，阿弟喜歡喝可樂、紅茶、奶茶、咖啡等含糖量很高的飲料，偏偏就不愛喝白開水。對學校的營養午餐更是偏食得很，專挑油炸得香噴噴的食物，卻不喜歡吃蔬菜，嫌菜有青草腥味。在家裡吃水果也一樣，只要必須削皮動刀的，像蘋果、柳丁、哈密瓜，根本連看都不想看；或是嫌味道不好而列爲拒絕往來戶的，像榴槤、柿子；還有吃的過程太麻煩的，像是葡萄、釋枷、西瓜，還要吐子，因此也興趣缺缺。這樣看來，阿弟的水果攝取量也不夠。

這幾天，阿弟感覺身體不太對勁，上廁所的次數越來越頻繁，老覺得嘴巴很渴，一直想喝水，而且整個人變得很容易疲倦，上課常常打瞌睡。由於身體機能的轉變，影響到阿弟的學習成績，後來連導師、媽媽都注意到了。導師覺得雖然阿弟平時上課的反應慢了些，到底還算是個乖巧聽話的學生；媽媽則爲了阿弟退步了七名的成績感到憂心不已，努力找出退步的原因。

在導師和媽媽的溝通下，終於討論出一個結果，就是，阿弟的身體健康好像變壞了，已致於課業受到影響。於是媽媽決定帶阿弟去看醫生。

醫生診斷的結果，宣布阿弟患了輕微的糖尿病。這下可把阿弟全家人都嚇呆了。糖尿病是中老年人才會發生的慢性疾病，怎麼年紀小小的阿弟，卻搶先好幾年跟著大人得這種病？

另一則故事是黃太太的例子。黃太太今年四十六歲，是一位非常勤儉的家庭主婦。她節儉到什麼程度呢？舉例來說：洗澡水留下來作爲沖馬桶之用、夏天只吹電風扇、非得到光線嚴重不足才開電燈、除非有大疾，否則生病也不去看醫生、不輕易出門吃喝玩

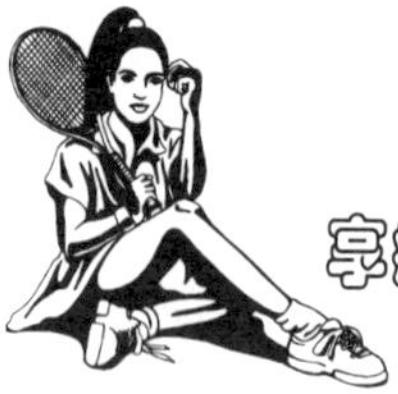

樂。還有，吃不完的東西永遠都不能浪費，不是立刻吞到肚子裡，就是留著明天重新溫熱了再吃。在黃太太的觀念裡，食物吃不完卻把它丟棄的話，死後就會下地獄，且獄卒會叫你將生前所浪費掉的東西全部撿回來吃光光，這就是遭到天譴。因此，黃太太非但將家人吃不完的剩菜剩肉「收拾」到她的肚子裡，還將盤底的湯汁也喝得乾乾淨淨。所以囉！當了近二十年家庭主婦的黃太太，身材就在吃了許多油膩的剩菜剩肉之下，像個泡過水的饅頭般腫漲了起來。

黃太太的親朋好友，看到她的身材，都暗暗搖搖頭：「怎麼有人節儉成這個樣子？把節省下來的本，都吃到自己身上去了！」

這幾年來，黃太太似乎感覺到身體的抵抗能力變差了，以前偶爾得了小感冒，只要多喝幾杯溫開水、多休息就沒事了，現在卻不時感到全身到處都有毛病，一會兒腰酸背痛、一會兒筋骨不適，做家事也缺乏動力，常常顯得沒有精神，可是又說不上來到底是身體的哪裡不對。有一天，黃太太從報上得知一個消

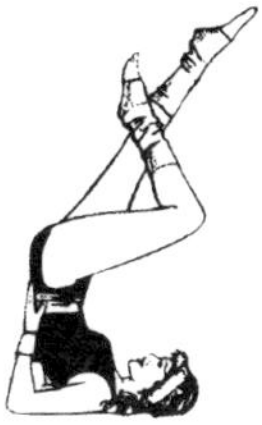

息，說是捐血可以促進體內的新陳代謝，有益身體健康。於是，當天下午，黃太太便興沖沖地跑去捐血中心做公益。正當進行測量血液濃度是否合格的時候，護士小姐突然說：「太太，您的血液濃渡太高了，目前並不適合來捐血。」好奇的黃太太於是詢問護士爲何如此，護士小姐說：「可能您剛用餐完畢還不到兩個小時，或者是您平時的飲食攝取了太多油膩的成分。這些都是造成血液濃度過高的原因之一。」

黃太太沒想到自己懷著滿腔熱血，竟然被人家嫌太油而遭到拒絕，實在太丟臉了。是不是該去減肥了呢？

長久以來形成的飲食習慣的偏差，是造成疾病發生的根源。太油、太膩、高糖份的食物攝取過多，會破壞人體內正常運作的機能，造成身體無法負荷而產生疾病。不只是阿弟，還有許多十幾二十歲的青少年，因爲飲食不均衡導致身材過份肥胖，這些都是不健康的現象。當體內器官被過多的脂肪、熱量、糖份等物質佔據阻塞住，請問，我們的五臟六腑還能夠通暢無阻的運動嗎？這已經不是年齡所能判定的標準

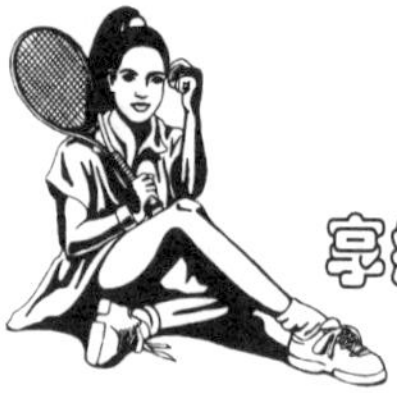

了。年輕人尚且如此，更不要說中老年人了。太肥胖的人，到了中老年，必定毛病百出。有醫學報導更指出：太胖的人壽命都不長，因爲還沒到人生七十古來稀的年齡，就被疾病拖去見閻王爺啦！

而像黃太太這種克勤克儉的家庭主婦，爲了省下吃不完的食物，於是將剩餚自行吸收，無異是將自己的肚子當成餿水桶。況且，隔夜的殘羹，營養成分幾乎流失，又何必爲難自己的肚子？如果食物吃不完，下次記得煮少一點不就得了。殘餚餘渣是食物中最油膩的部分，爲了節省的理由，硬是將它們吞下肚，造成了自己的身材越來越胖，百病叢生，到時候還得花大錢上醫院，不是更划不來？台灣素有離婚教主之稱的施寄青，成功減肥了十七公斤，無肉一身輕的她開心地說：「我減肥的最重要原因，並不是要炫耀我的身材，而是因爲肥胖帶給我許多身體上的毛病。肥胖是百病之源，瘦下來以後，身體也健康許多。」

爲了避免被疾病纏身，奉勸天下所有大胖子們，一定要去減肥。

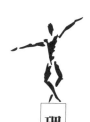

理由二十七　我不要連自己都討厭自己

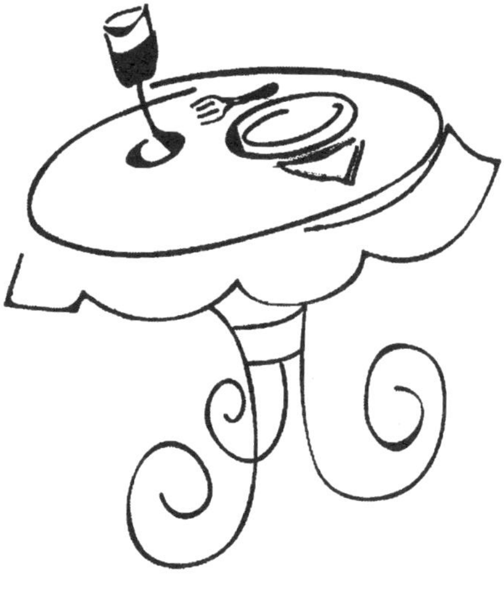

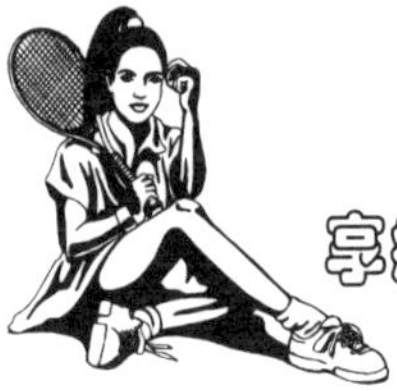

享瘦30

——瘦身狂想曲

小惠好不容易鼓起出門的勇氣，參加國小畢業八年以來第一次所舉辦的小學同學會。

進了餐廳，同學們都已陸續來到。敏感的小惠，可以感覺到許久沒見面的同學，看到她以後，每個人的臉上都閃過一絲怪異的表情。性子直爽的主辦人阿忠，一見到小惠，立刻口沒遮攔地大叫：「哇呀呀！妳怎麼變得像隻水母一樣？」當場令小惠又羞又憤，尷尬不已。這還不打緊，隱約之間，她還聽到幾個女同學低聲私語：「小惠怎麼變那麼多？」「我都不敢相信這就是她！」「記不記得，她以前的身材很纖細，跟現在差好多！」

回到家裡，小惠再度鼓起勇氣，仔細端詳鏡子中的自己，結果看到的是圓嘟嘟的月亮臉、粗壯的水牛肩、碩大的水桶腰，越看越醜，真恨不得將眼前的大鏡子砸爛。想到自己這副難看的身材，心中眞是又氣又恨，最好永遠眼不見爲淨。

一個從小就胖的胖子，和一個長大以後才發胖的胖子，在心情上所承受到負擔與壓力是不一樣的。小

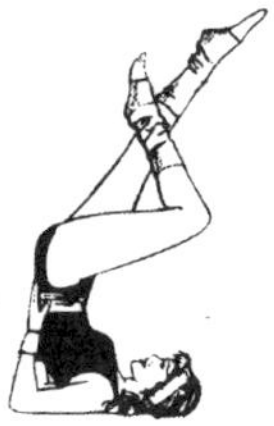

惠就是屬於後者。

原來小惠小的時候，是個體弱多病的孩子，吃什麼吐什麼，經常生病感冒。爸媽非常擔心她將一輩子與藥罐子為伍，於是國一那年，在護理長阿姨的建議下，定期注射營養針。藥劑打了三年下來，她的體質果然明顯改善，不但吸收能力轉好，大病小病也不再纏身，於是施打營養針的工作就不再繼續。進入了高中，體質改善後的小惠，開始變得胃口大開，正餐老是有吃不飽的感覺。爸媽當時的想法是：目前正處於求學和發育階段，需要動腦筋以及補充有營養的食物，所以嚴格禁止小惠做出減肥的舉動。

看到體重計上的數字與日俱增，小惠的心情越來越沉重。拿著自己小時候清瘦可愛的照片，再比較目前這副歐巴桑的身材，她的心裡，不得不怨恨爸媽錯誤的決定，還有熱心過份的當護理長的阿姨。明明自己很努力地限制飲食，油炸、太鹹、太甜的食物都儘量不碰，可是體重還是居高不下，減也減不下來。

出門逛街的時候，看到喜歡的衣服，以前可以不

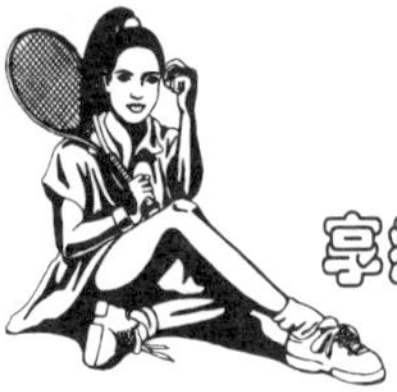

用試穿就直接買回家，現在還得注意穿不穿得下去、穿了是否自暴其短，不然就只能望衣興嘆。別人穿衣服是用來打扮、增加身材的美感，可是胖子穿衣服只能用來遮醜，以免原形畢露！

身材纖瘦的妹妹，穿什麼都好看，露個手臂、肚臍、大小腿，看起來都很可愛，充滿青春氣息，叫一個身材肥胖的女孩來露腿露背，不要說會被大家笑死吐死，自己就會先被自己這副模樣給嘔死氣死！

尤其看到班上同學一個個都在談戀愛，交異性朋友，情竇初開的小惠也非常渴望有人追求，可是男生們都公開地喊她「恐龍妹」、「男人婆」，不要說期待能夠在情人節當天收到一束玫瑰花，只求那些討厭的男生們不要再把她宣傳得那麼難聽就很阿彌陀佛了。

難聽的綽號跟在身邊，對小惠來說，是一件非常令人生氣與刺耳的事。想到國中以前的她，走在路上，偶爾還會有同年齡的男生對她多瞄幾眼，也曾經收到幾封愛慕者的情書。以前還有條件挑剔追求的男生長像如何如何，擺出一副本大小姐就是不想理你的

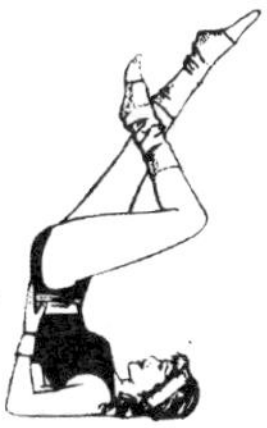

高姿態，但是現在呢?!即使有喜歡的男生，也不敢向對方暗示，深怕對方的反應讓自己更難堪，找不到台階下。

事實就是如此，眞是應驗了一句話：小時了了，大未必佳。身分由美女掉到醜女的滋味，彷彿從天堂跌入地獄、從神仙貶降爲凡人一般慘烈。不但不能隨心所欲購買好看的衣服，還要忍受從前所沒有的嘲笑，連交朋友都遭到嚴重打擊。

總之，以前可以做的事，現在都是個困難的障礙。

沒有人喜歡肥滋滋的模樣，只要想到以前自己清瘦的身材，再想到目前被別人形容成很懶惰、看起來很邋遢的負面印象，而且一副老氣橫秋的樣子，心裡就無法接受現在的自己。「不能平衡」的感覺一直在小惠心裡迴旋。

身材的好壞，關係著個人的自信與魅力；外型姣好的男人、女人，總是特別容易吸引異性的目光，偶

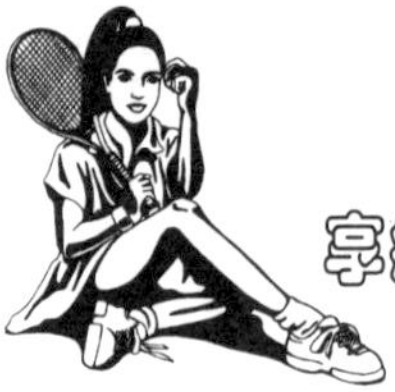

爾還可以因爲外型條件的出色之利，佔點異性的便宜，達到自己的目的。可是身材不好的人，凡事都得靠自己，誰叫你引不起別人的注意呢？

有許多胖子，並不是從小體型就胖，而是因爲後天各種因素所造成，例如，因曾經生病而長期服用含有類固醇成分的藥物，漸漸變成了月亮臉、水牛肩、四肢腫脹。或是青春期階段缺乏運動，不注意食物方面營養的均衡，所以越來越胖。以及有些男生在當兵期間，日子過得太舒服，經常有宵夜可吃，退伍之後體型就越來越呈現福態。以上的例子，都只是後天肥胖的幾個原因之一。重點是，本來你的身材不是如此，後來卻變成了連自己都看不下去的樣子，好看的衣服不能穿、好吃的東西必須禁口、本來是「帥哥」，現在看起來像「豬哥」、再也吸引不到喜歡的異性……那種「今非昔比」的感覺，的確很令人傷心。

如果你自覺外表條件不好，卻能夠灑脫開朗，不在乎別人異樣的眼光，這樣世界就少了一樁煩惱。若連自己對自己的身材都不滿意，那麼你的心理必定隱

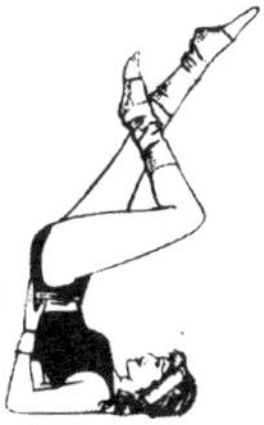

藏著許多的障礙，對什麼事情都只能心想而不能成功。

身爲後天肥胖型的胖子，爲了不要產生連自己都討厭自己的心態，無論如何，「說」什麼都不重要，從今天開始，趕緊實行減肥運動，才能夠徹底根除你的心理壓力。

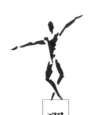

理由二十八　我不要被取難聽的綽號

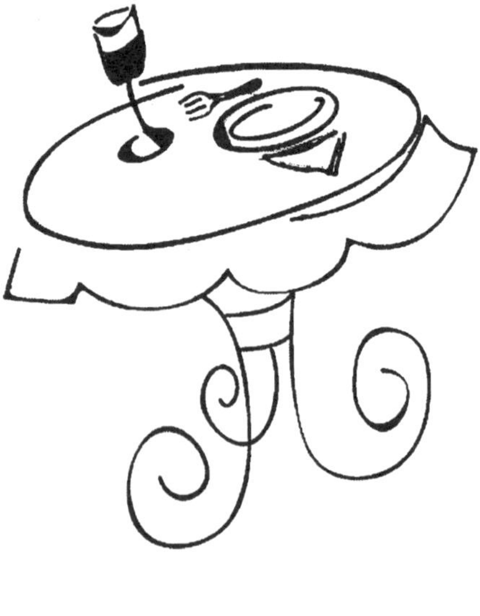

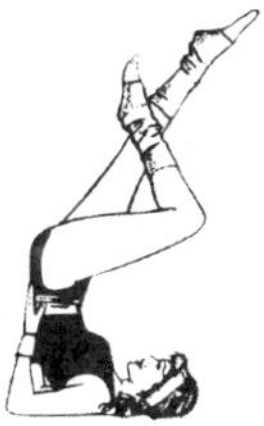

體型肥胖的人，很容易成爲團體中的焦點，因爲他有異於常人的噸位。也因爲如此，許多和肥胖有關的綽號就會接踵而至。相當然，旁人替胖子取的綽號沒有一個是好聽的。所以，身爲胖子，必須具有「雅量」容忍這些難聽的外號。

小華想起國中畢業即將升高一的那個暑假，他到補習班上高中先修課程。想不到第一堂課還沒開始，他就成爲全班最紅的同學。這到底是怎麼回事呢？

話說偌大的教室裡，有近百位來自不同學校的準高中生，大家互不認識，只能隨便望東望西。這時班導走進來，臨時要徵求幾名搬講義的壯丁，她一眼就盯上坐在前排的小華，「來來來，這位歐羅肥同學，過來幫老師的忙！」想不到班導無心脫口而出的一句話，竟然引來全班的哄堂大笑，也似乎化解了大家互不相似的尷尬。但小華面對這突如其來的笑話，他的臉是青一陣紅一陣，心裡非常不是滋味。

「我們老師好過份噢！居然當著全班同學的面叫我歐羅肥！害我被全班同學嘲笑！」回到家裡，小華忍不

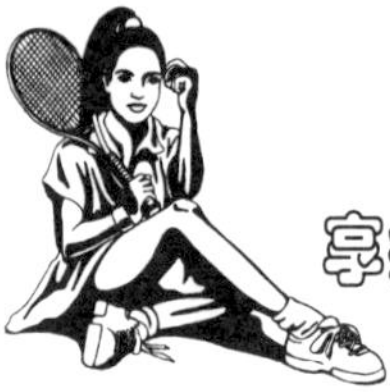

住向媽媽抱怨。「誰叫你那麼會吃？今天讓人家叫成歐羅肥，是你自己活該！要怪就怪自己！不要牽拖別人！」

連媽媽都不替兒子講好話，都不能體會兒子的心情。只會嘲笑別人的人，永遠都不會了解被嘲笑的人的痛苦，更何況是同時被全班近一百個人嘲笑。從那天以後，同學們看到小華都叫他「歐羅肥」，雖然小華心裡百般不願接受這個名字，既然被大家叫定了，也莫可奈何。

小華的例子還不算什麼。發生在淑芬身上的故事可就悲慘了。

今年二十六歲的淑芬，單身無男友，在貿易公司當業務員。一百六十公分高的淑芬，體重卻高達八十八公斤，因爲她有家族性肥胖的遺傳疾病，一家子都很胖。淑芬從小體型就比別人大一號。求學階段的淑芬，人緣很不好，尤其是國小那段日子。小男生看到她，都會替她亂取難聽的綽號，什麼「大神豬」、「巨無霸」、「大水母」等等。更過分的，還會動手欺負她，扯她的頭髮、踢她的屁股、故意用身體撞她。有時候淑芬被激怒得實在受不了，就會反身對那些小男生動粗，小男生

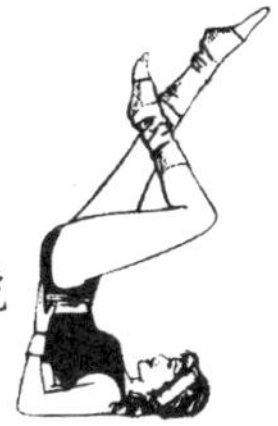

還會邊跑給她追邊說：「大神豬發飆啦！」

連班上小女生也不想和淑芬做朋友，怕和她在一起久了，也會變得像她一樣胖。

唸高中的時候，班上許多同學都開始交男朋友。因爲淑芬唸的是男女合校，所以校園內出雙入對的情侶不少。有一天，淑芬從圖書館走出來，就看到班上同學美美，正和她的學長男友坐在樹下打情罵俏，爲了不打擾到他們，淑芬便從他們身後繞過去。好巧不巧，兩人之間對話的重要內容竟然被淑芬聽到了。

美美的男朋友對她說：「我好愛好愛妳噢！」美美故意反問：「那我變成什麼樣子，你才會不愛我？」對方竟然回答說：「如果妳變成那隻大象一樣，我就去一頭撞死！」「你是說淑芬？」「廢話！不是她還會是誰？」「她又不是故意要長成這個樣子的。」「但事實上她就長成這樣啦！告訴妳，只要是個男人，看到她之後，保證沒有人『那裡』不會軟掉的！」兩人對話之後，彼此都一陣哈哈大笑。

別人在後面批評某個人，如果當事者沒聽到也就

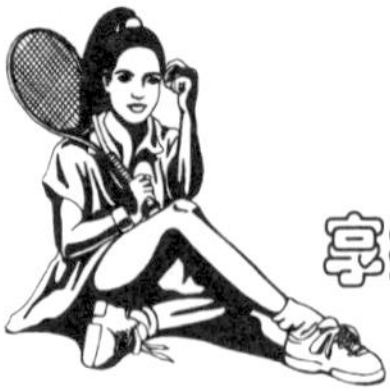

算了，偏偏淑芬全部都聽進去了，自己的身材成了背後被別人嘰笑的話題，而且話又講得如此難聽，對淑芬來說，這眞是勁爆又霹靂的事情！當場簡直讓淑芬五雷轟頂。

進入職場之後，淑芬的身材依然是衆人諷刺的對象。淑芬剛進來的時候，公司幾個男同事，都私底下對淑芬議論紛紛：「怎麼來了一隻超級恐龍妹？」「沒有漂亮美美，我們上班怎麼會有精神？」還有一個男同事更過份：「那種女人，簡直就是讓男人看了陽萎的母夜叉！」

淑芬雖然沒有聽到男同事們的耳語，但從他們看到自己的眼光和態度，心裡就有幾分明白了。

身材太胖，不但會影響身體健康，還會影響到人際關係。有些人認爲胖子做什麼事都成事不足、敗事有餘，有些人則對胖子有特殊的負面成見。當別人對你的身材有意見，暗中指指點點的時候，對你不利的難聽謠言就出現了。在複雜的社會關係當中，有時候，成爲衆

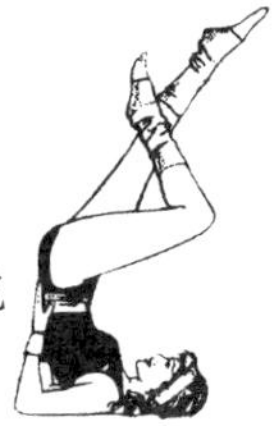

人的話柄，總不是一件好事。所謂「人情冷暖」，太胖的人，在人生經驗中，必然會遭到或多或少難聽的冷嘲熱諷，而有些嘴巴不乾淨的人，罵出來的話，實在是一箭穿心，絲毫不給對方留面子；這也就算了，就怕人言可畏，當有一個人因為你的身材把你形容得不堪入耳，就像淑芬一樣，被男同事說成是「讓男人看了會陽萎的母夜叉」，不認識淑芬的人，或多或少會因為聽了這句話，而對淑芬的第一印象打了折扣，間接造成對淑芬的傷害，增加當事人心理上的自卑感。

但話說回來，人的態度是很現實的。就因為身材不好，才會遭人嘲笑。可是我們日子總是要過，總不能因為被說了幾句難聽的話，就自卑畏縮地躲在角落不敢出來。我們總得面對人群，總要處理人際關係吧！這個時候，身為胖子家族的成員，更應該勇敢站起來，立誓減肥成功，徹底改頭換面，讓那些嘲笑你的人刮目相看。

為了不要造成別人對你的負面觀感，也是為了提升自己的信心，奉勸各位胖子們，一定要去減肥！

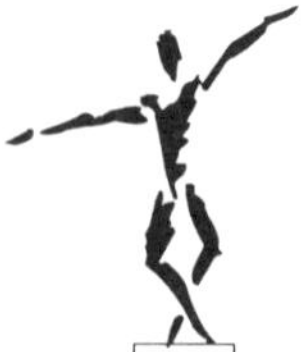

理由二十九　我不要成爲餿水桶

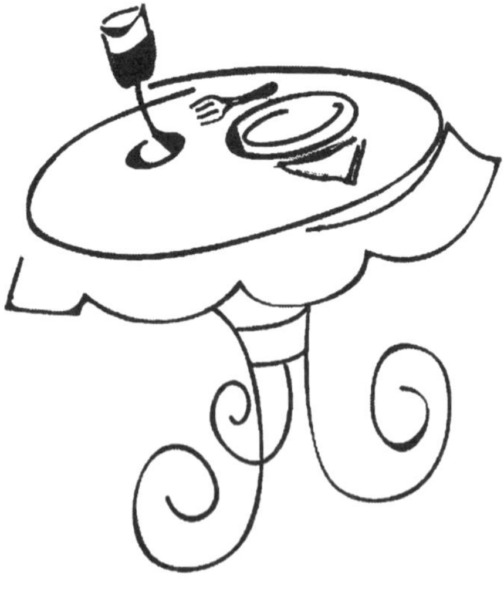

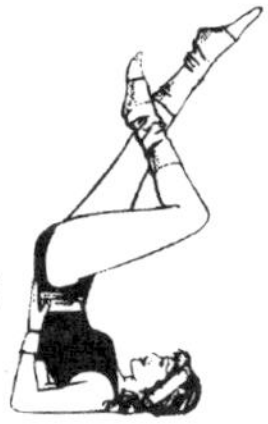

浩浩和小芬兩人是一對在家上班的SOHO族夫妻，雖然工作的忙碌程度並不一定，但是個性傳統、平時又很喜歡「吃」的夫妻倆，總會利用機會好好享受一番。因此，結婚五年下來的浩浩和小芬，就在毫無節制的情況下，體重一年比一年壯觀。以下是兩人列出例行性必須好好大快朵頤的時間，以及他們所舉的吃的理由：

一、舊曆新年假期，要放縱自己一年來的辛勞：從除夕的吃年夜飯、初一祭祖，到大過年期間，浩浩和小芬除了回家吃了豐盛的年節食物之外，加上夫妻倆的朋友送上門來的禮品（當然以食物爲主），就足以讓他們享受半個月了。浩浩和小芬都認爲，忙碌了一整年，就要在此刻好好放鬆心情，大肆享受美食一番。大過年出門總是人擠人，不如就在家裡吃朋友送來的禮品、和雙方家中吃不完的豐盛年菜，邊看電視邊吃，多麼愜意！

二、正月十五小過年要吃元宵：這是政府大力推廣的傳統習俗，配合猜燈謎、提燈籠的活動，讓吃元宵的意義變得重要起來，這是多麼有意義的活動，再說，此刻不吃元宵，更待何時？

三、西洋情人節的浪漫燭光晚餐：有句話說，婚姻是戀愛的墳墓。爲了不使柴米油鹽醬醋茶的單調生活破壞夫妻的感情，所以，趁二月十四號當天，去餐廳享受一頓浪漫的燭光晚餐，可以讓夫妻的感情生活增溫。這是難能可貴的價值。

四、清明節的祭祖：掃墓祭祖可是中國人的好風俗，全世界有哪個民族像中國人這麼懂得感恩不忘本、飲水思源的道理呢？祭祖的供品，可以選擇自己喜愛吃的東西，這樣，拜完了祖先，還可以大快朵頤一番，一舉兩得，何樂不爲？

五、端午節要吃粽子：這可是中國優良而流傳已久的傳統文化，民俗意義重大。龍舟不是每個人都划得動，雄黃酒不是每個人都會喝，剩下的吃粽子豈可忽視？唯有端午節，各式各樣的南北粽才會紛紛出籠，平時就算想吃點口味特別的粽子，都還吃不到呢！

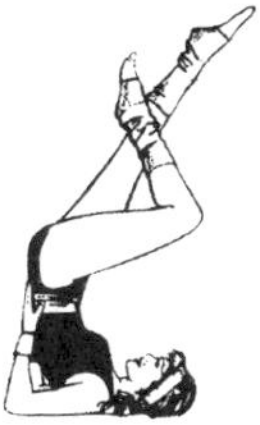

六、中國的七夕情人節：與西洋情人節相同，上餐廳好好享受美食，再找間隱密性高的MOTEL，保證夫妻感情high到最高點。

七、中元普渡的大拜拜：這是農曆七月的重頭戲。對浩浩和小芬而言，美其名是要來個大普渡，說穿了其實是爲了滿足自己的口慾。去大賣場買回一大堆好吃的零食，以大拜拜的名義爲之，眞是一件聰明的事。

八、中秋節家家戶戶要烤肉、吃月餅：中秋月餅象徵月圓人團圓，它的口味變化多端，讓夫妻倆愛不釋口。而烤肉活動更是所有人不可抗拒的誘惑，吃膩了平常的飯食，換換BBQ，給生活來點新鮮感。和家人團聚在一起，一面吃月餅，一邊烤肉，是多麼有幸福的事情！

九、過冬至要吃湯圓：吃湯圓可是有意義的，象徵著我們又大了一歲囉！冷颼颼的天氣裡，來碗熱呼呼的湯圓，感覺很溫馨耶！

十、平安夜的耶誕大餐不能少：到了年尾了，來

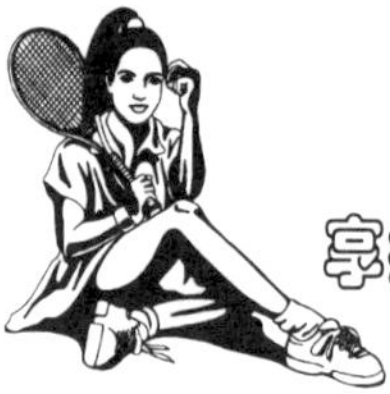

頓溫馨豐盛的耶誕夜大餐，讓一整年有個美好的結束，這天的晚宴，不可錯過。

浩浩和小芬都很清楚，大啖吃不完的豐富年夜飯菜、上餐廳享受浪漫美食、吃糯米做成的食物（如粽子、湯圓等等）、藉拜拜的名義買自己愛吃的零食、吃月餅、烤肉，這些行爲，都是足以令人發胖的原因。可是夫妻倆還是忍受不住食物的誘惑，故意找些「正當合理」的藉口來享受一番。加上夫妻倆平日的三餐又不正常，有時工作忙碌，就會熬夜吃宵夜，所以兩人的小腹也逐日變大。而可怕的是，浩浩和小芬都感覺到一件事：人要肥很容易，要瘦卻比登天還難！實在糟糕透了。

中國人的節日特別多，糟糕的是每個都和「吃」的關係密不可分。大略數下來，不知道還好，注意到了還眞是可怕。說得更明白些，節日中大吃大喝，就是把我們的肚子當成是一座永遠清不乾淨的餿水桶！當體內好不容易有個乾淨的空間可以準備環保一下的

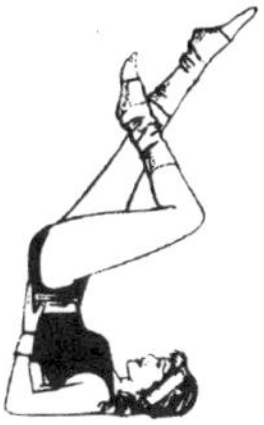

時候，下一個節慶又來了。更何況身爲現代人的我們，有時候還得和朋友出去吃吃喝喝、交際應酬，加上平日生活坐息不正常、習慣吃大油大膩的東西、三餐不定時又常吃宵夜的話，容易造成體內原本正常的代謝循環遭到破壞。結果，肚子裡頭囤積了越來越多不該堆放的雜質，不但臃腫，也危害身體健康。只要看看電視上那些立委、名流等政商官員，每人挺著一個大肚子，個個滿腹餿油水，就有夠噁心了。所以，現代人要維持纖細的身材，實在太難了。「吃飯」本來是人生最基本的欲望，到了現代人的生活中，已經不再僅僅是爲了塡飽肚子而已，而是成爲一種結合現代消費與傳統習俗的商業活動。「年節的消費活動」被商人作爲節日慶祝的噱頭，成爲吸引消費者上門的誘惑，而糟糕的是，這種誘惑越來越有被「合理化」的現象。偏偏吃到肚子裡的食物就像長在人體身上的肉，很難甩得掉。「餿水桶」不好好注意的話，肉肉可是會越累積越多，而且還會在體內發臭。再不下定決心努力減肥，怎麼得了？

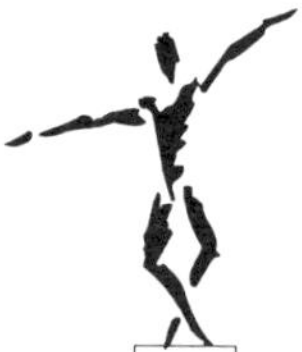

理由三十　我不要被雙人世界的市場淘汰

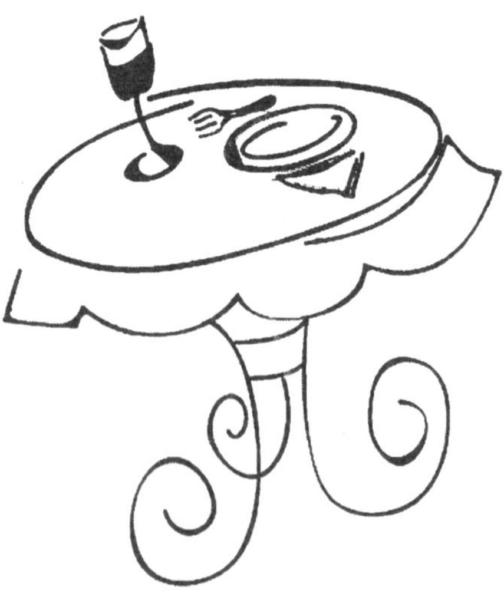

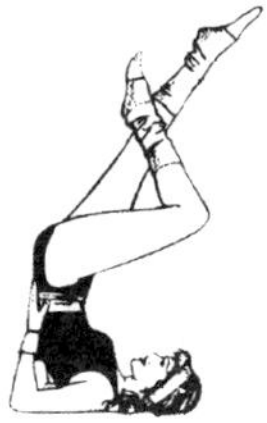

阿志是個平凡的上班族，每天過著朝九晚五的生活，下班之後也沒什麼娛樂活動，反正工作一整天，精神很疲憊，就是回家看電視。每天重複同樣的步調，討厭運動的他，上班坐了八個小時，回家又舒服地躺在電視機前吃吃喝喝，體重不知不覺胖了十五公斤。因爲鮮少出外交際，朋友並不多，這樣也好，可以多存一點錢，早點脫離無殼蝸牛的租屋生活，準備用來作爲未來買屋的頭期款與支付房貸利息。

始終如一的日子就這樣維持了兩年。每晚坐在電視機前，最容易觸動情緒感傷的，就是情人節、聖誕節的當天，以及其前半個月的廣告活動，看了眞叫人心裡很不是滋味，再加上最近接二連三收到唸書時代同學們的紅色炸彈，更深加了阿志孤單一個人的寂寞感。

有了固定工作的上班族，接下來的人生計畫就是結婚；不想結婚的，也想找個伴侶陪著一起，彼此分享生活中的大小事。阿志其實羨慕死路上走過的雙雙對對的男女，即使不是情侶也好，總是有個異性朋友在身旁陪伴。可是自忖著自己一百七十公分高、九十

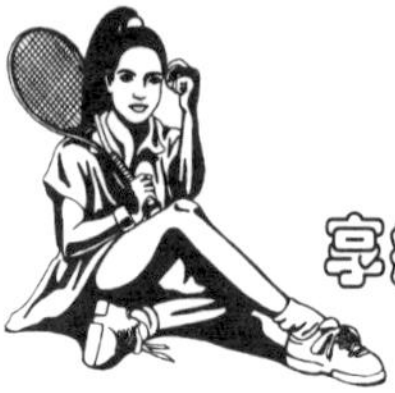

六公斤的身材，再仔細回想平均每三個月就在家人的安排下，前前後後參加了八次不成功的相親（每次都被女方用沒時間、公司有事要忙、下次再說的爛理由拒絕），說穿了，就是女孩子沒有把重點講出來——先生你的體型太胖，我們無法接受，眞對不起！還記得在第六次相親的場合中，阿志著實被小嬸介紹的對象吸引住，對方女孩個兒普通，清秀白晰的皮膚，勻稱的身材，留著一頭披肩的細細長髮，還散放著淡淡髮香，始終保持著親切的笑容，就像個鄰家小女孩一樣；用完餐點，還貼心地替阿志遞上紙巾，解決阿志嘴上殘留醬汁的尷尬。令阿志雀躍的是，對方來相親的心態，也是急著想要早點安定下來。事後，阿志鼓足勇氣撥了電話邀約對方見面，對方卻禮貌地回答：「這兩個星期我都有私事要處理，等有空再和你連絡，好嗎？」有私事要處理？是什麼私事比妳當初相親的目的更重要的呢？很明顯地，這是女方委婉的拒絕之詞！

在朋友、家人的眼中，阿志是個做事情腳踏實

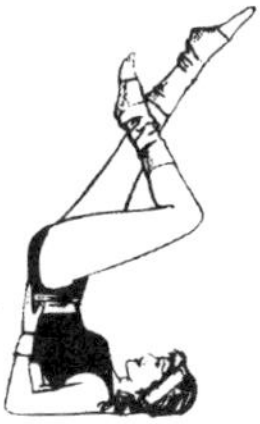

地、性格老實的孩子，經濟條件雖然不如電子新貴這麼優渥，倒也平凡穩定不需爲錢煩惱。這樣的男人，總比不肯爲感情負責的浪子、或是靠女人吃飯的蕩子好得太多了。只是因爲外型的不討好，就註定在感情路上吃虧。眞想不到「體重超過」的條件，讓阿志交不到女朋友！

經過幾次失敗的相親之後，讓阿志歸結出一個事實：單身又寂寞的男女，如果想要找個人陪，自己便必須具備「令人喜歡」的條件。找個人陪很簡單，網路上芳心寂寞、孤單難奈的人多得是，除非大家只想隨便找個人打發無聊的時間，否則一般人都想要擁有一段安穩的感情，讓心靈有個寄託。所以，擇偶的條件就開出來了。自認爲是宇宙無敵天下超級優質的大帥哥大美女，外型條件高於常人，怎樣也不會甘心選擇一個平凡無奇的另一半，陪自己走完人生的大半段。長相平庸但社經地位高的男人、女人，因爲生活條件不虞匱乏，也會對別人的外貌、附加條件挑三揀四。可是對於外表長得抱歉，社經地位又不怎麼樣的

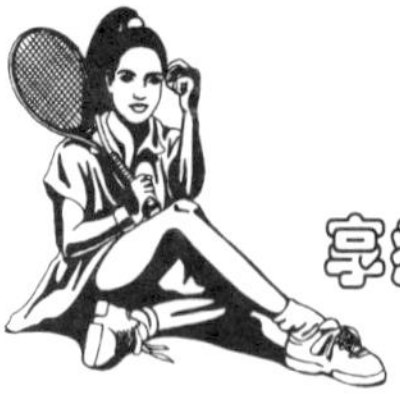

享瘦30
——瘦身狂想曲

人們（不管是男是女）來說，如果你到目前尚未有對象，而又不努力突破現狀的話，除非哪天你莫名其妙中了樂透頭彩——得到了一份天上掉下來的禮物，否則你就註定會被雙人世界的市場淘汰了。

阿志想起公司一位號稱「少女殺手」的同事阿豪，阿豪是個性格衝動、做事情不經過大腦、言語又沒什麼內容的人，同事們私底下都覺得他的舉止輕浮、不太正派，但他就是生了一張俊俏的臉蛋，和一副高大英挺的身材，所以吸引了許多無知的清純妹妹。想到這裡，阿志覺得這個世界真是一點道理也沒有！

二十一世紀是個凡事講求「條件」與「資格」的年代。不管遇上什麼事情，只要你必須和別人面對面交流的，雙方都會私下論斤計兩一番。關於秤秤自己斤兩的問題，常人比較容易聯想到的，例如：找工作（本身學經歷符不符合對方要求）、出國進修（家裡供不供應得起、有沒有感情的包袱）、這個職務適不適合自己的性向、某件企劃夠不夠資格與其他家場商競

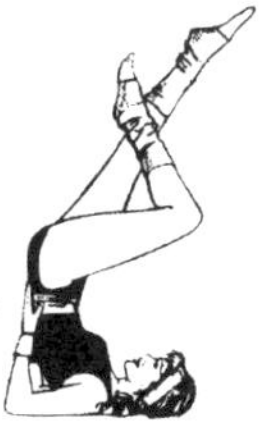

標、學生的用功程度與資質影響選塡的志願、有沒有那個身材出來參加選美小姐、夠不夠格嫁入豪門當少奶奶、相親過後是你挑別人還是對方嫌你、想住寬敞舒適的房子有沒有錢付得起高額的貨款……。總結一句話啦：想要讓心裡的欲望實現，自己必須有資格有條件勝任，才能夠塡補不滿足的需求。

這是一個相當注重外貌的時代。外型是別人看你的第一眼印象，不管你的內在如何，不認識你的人是以「第一眼的感覺」作爲對你這個人的成見。在選擇伴侶的時候，尤其面對的是一個毫不相干的陌生人，「體型太肥胖」常常是被對方三陣出局的首要原因。更糟糕的情況是，肥胖的人本身也不喜歡肥胖的人——彷彿看到另外一個自己。在這種情況下，胖子的想法和一般人並沒兩樣，也想交一個條件好的男／女朋友。帥哥都愛美女，不是帥哥也愛美女。人家美女可是擁有許多選擇的機會和挑剔的權利，胖子（特別是外型與社經地位都不怎麼樣的胖子）再不痛定思痛，徹底改造自己，那麼就只有等著被雙人世界的市場淘汰囉！